AROMATERAPIA PARA LA MENOPAUSIA: UN VIAJE DE METAMORFOSIS FEMENINA

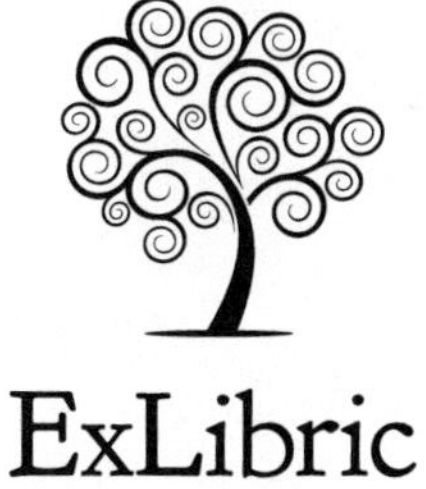

ExLibric

ANTONIA JIMÉNEZ

AROMATERAPIA PARA LA MENOPAUSIA: UN VIAJE DE METAMORFOSIS FEMENINA

EXLIBRIC

ANTEQUERA 2024

AROMATERAPIA PARA LA MENOPAUSIA:
UN VIAJE DE METAMORFOSIS FEMENINA
© Antonia Jiménez
Dibujo de cubiertas: Pilar Pérez
Diseño de portada: Dpto. de Diseño Gráfico Exlibric

Iª edición

© ExLibric, 2024.

Editado por: ExLibric
c/ Cueva de Viera, 2, Local 3
Centro Negocios CADI
29200 Antequera (Málaga)
Teléfono: 952 70 60 04
Fax: 952 84 55 03
Correo electrónico: exlibric@exlibric.com
Internet: www.exlibric.com

ISBN: 979-13-87528-69-0
Depósito Legal: MA 3064-2024

Impresión: PODiPrint
Impreso en Andalucía – España

Nota de la editorial: ExLibric pertenece a Innovación y Cualificación S. L.

ANTONIA JIMÉNEZ

AROMATERAPIA PARA LA MENOPAUSIA: UN VIAJE DE METAMORFOSIS FEMENINA

A mi madre.

*A todas las mujeres sabias que me han enseñado
a valorarme y a reconocer la sabiduría que habita en mí.*

Nota de la autora

El uso de productos naturales, sinergias de los aceites esenciales y vegetales descritos en este libro, así como su manipulación, debe realizarse siempre con cautela y no sustituye en ningún caso a la medicina tradicional, los tratamientos médicos, las pruebas diagnósticas ni los medicamentos prescritos por un médico o especialista. Durante el embarazo, aunque su uso no esté estrictamente contraindicado, se recomienda extremar las precauciones con los aceites esenciales y vegetales, especialmente durante el primer trimestre. Están totalmente contraindicados en niños menores de seis años. Además, es fundamental consultar con un profesional de la salud antes de utilizar estos productos o sinergias.

Aviso legal importante: el propósito de este libro es proporcionar información y ofrecer alternativas actuales relacionadas con la aromaterapia, orientadas a mejorar la salud y el bienestar. Los datos presentados han sido recopilados con esmero y se comparten con la mejor intención. No obstante, se advierte que las estrategias y recomendaciones incluidas en este libro pueden no ser adecuadas para todas las personas, y no se garantiza la obtención de resultados específicos.

Es fundamental que, en caso de enfermedad o afección, el lector consulte a un profesional de la salud calificado antes de adoptar cualquiera de las sugerencias presentadas en este libro. Este libro no pretende, bajo ninguna circunstancia, sustituir una consulta médica personalizada.

Si bien se ha hecho todo lo posible para asegurar la precisión y veracidad de la información en el momento de su publicación, ni los autores, ni el editor, la imprenta, ni las partes involucradas en el diseño de la portada y la distribución asumen responsabilidad legal alguna por cualquier error u omisión que se haya podido producir. El uso de la información proporcionada en este libro es responsabilidad exclusiva del lector, y cualquier acción que se tome en función de dicha información es bajo su propio riesgo.

Índice

NOTA DE LA AUTORA 11

TESTIMONIOS 17

INTRODUCCIÓN 23

PARTE I. NUEVA ERA DE LA MENOPAUSIA 27

1. Evolución de la mujer en el siglo XXI 29

Redefinición de la menopausia 30

2. Menopausia: renacer 32

3. Abrazando a las diosas interiores 34

   3.1. Las cuatro fases de tu ciclo femenino 35

PARTE II. METAMORFOSIS FEMENINA 39

4. Aceptando nuestras emociones.. 41

   4.1. La influencia del cuerpo en las emociones 42

   4.2. Señales y síntomas de la menopausia 43

   4.3. Afrontando la menopausia con salud y bienestar:
      la aromaterapia como aliada.. 46

5. Equilibrio hormonal durante la menopausia 49

   5.1. Principales hormonas femeninas: cómo afectan durante
      la menopausia 50

   5.2. Hormonas tiroideas 51

   5.3. Hormonas del eje HHS: tu sistema de control.......... 53

   5.4. El impacto de las emociones y las hormonas en
      la menopausia 54

   5.5. Promover el equilibrio hormonal con aceites esenciales 55

PARTE III. EL PODER DE LA AROMATERAPIA Y LOS ACEITES ESENCIALES

PARTE III. EL PODER DE LA AROMATERAPIA Y LOS ACEITES ESENCIALES 57

6. ¿Qué es la aromaterapia? 59

7. ¿Qué es un aceite esencial? 61

   7.1. Localización de los aceites esenciales 62

8. ¿Cómo utilizar los aceites esenciales? 67

   8.1. Diferentes métodos de aplicación 67

   8.2. Proporciones y sinergias 69

   8.3. Diluciones básicas para realizar fórmulas en aromaterapia 70

   8.4. Fotosensibilización o fototoxicidad 72

   8.5. Beneficios de la aromaterapia para pacientes oncológicos 76

   8.6. Consejos y precauciones generales en aromaterapia 79

9. ¿Qué es un aceite vegetal? 83

   9.1. Características y clasificación de los aceites vegetales 83

   9.2. Aceites vegetales recomendados para aromaterapia y cuidado de la piel 84

   9.3. Consejos y precauciones generales 85

PARTE IV. MENOPAUSIA EN ARMONÍA CON ACEITES ESENCIALES 89

10. Aceites esenciales recomendados para la menopausia 91

   10.1. Clasificación por sus propiedades 92

11. Beneficios terapéuticos de los aceites esenciales 104

   11.1. Mis veinte aceites esenciales preferidos para la menopausia 104

12. Cuidado integral: aromaterapia y salud de la piel 150

   12.1. Clasificación por sus propiedades 150

   12.2. Mis siete aceites vegetales recomendados para la menopausia 151

ANEXOS... 165
Anexo A 167
Anexo B.. 169

BIBLIOGRAFÍA 171

AGRADECIMIENTOS...................................... 173

Testimonios

«Desde que hice el curso de Antonia, *Bienestar de la mujer en todas las etapas de la vida*, mi pasión por el mundo de la Aromaterapia ha ido *in crescendo*. Por la personalidad de la autora, por su sensibilidad en enseñarte a amar el mundo de las esencias naturales, por su don asertivo en la comunicación y empatía con sus clientas. Y por ser mi gran maestra en Aromaterapia: ¡gracias por todo lo que he aprendido y seguiré aprendiendo de tus enseñanzas! ¡Gracias, gracias, gracias!»

GLORIA DELS ÀNGELS B. M.

«Hace un tiempo tuve la gran oportunidad de asistir a un taller de iniciación a los aceites esenciales impartido por Antonia. Las dos horas que duró el curso pasaron volando, gracias a la profesionalidad y enormes conocimientos de Antonia. Ninguna pregunta quedó sin respuesta. Aprendimos qué son los aceites y sus diferencias, aplicaciones, sinergias y la gran variedad que existe, cada cual con sus propiedades específicas y las que obtenemos al mezclarlos. Un taller sugerente, interesante y muy útil para todos aquellos interesados en conocer un poquito más del apasionante mundo de la aromaterapia. ¡Bravo, Antonia!»

ARACELI

«Quiero expresar mi agradecimiento a Antonia por la experiencia enriquecedora que fue asistir al taller de *La aromaterapia en el bienestar de la mujer*. Su dedicación, conocimientos y el espacio acogedor creado fueron inspiradores. Aprendí mucho sobre aromaterapia y cómo los aceites esenciales pueden mejorar mi bienestar emocional y físico. Desde entonces, aplico sus enseñanzas en mi día a día. Gracias nuevamente por compartir tus conocimientos»

AMPARO

«En busca de encontrarse mejor y de un equilibrio con una misma, asistí al taller de Antonia. Nos dio a conocer las particularidades de diferentes aceites vegetales y esenciales, además de sus características organolépticas. Un mundo se me abrió desde su saber y experiencia.

Base vegetal, gota de esencia y las propiedades fluyen; la delicadeza y precisión de hacernos llegar sutilmente el efecto de ellos en nuestros propios sentidos. Los sentidos activados tras la percepción captada, el bienestar empieza a percibirse en todos los sentidos. Un tesoro para equilibrar el sentir de una. Tomé conciencia de la importancia del autocuidado a través de ellos, la constancia de su aplicación y en contrapartida, la generosidad de este. Se crearon sinergias específicas. De alguna manera nosotras escogíamos el aceite y este a nosotras»

NURIA V.

«Corría el año 2015 cuando nuestra querida Antonia me invitó a participar en el taller de *Iniciación a la Aromaterapia*, aunque soy muy escéptica en relación a las nuevas terapias, participé pensando que, con ella de guía, como mínimo sería muy entretenido. Además de pasar un tiempo de aprendizaje divertido me hizo reflexionar en el porqué de que ese aroma a violetas, el cual me recuerda a mi abuela, me produzca gran bienestar, el de cítricos me anime y el de menta me relaje.

Ahora tengo siempre de *fondo de armario* a mi querido aceite de coco, a mis queridos aceites esenciales de cedro atlántico, citronela, naranja, eucaliptus radiata e incluso mirra para cuando quiero sentirme como una reina. Un conocimiento muy fácilmente aplicable a la vida diaria y una profesora cariñosa y gratuita en la transmisión de su saber. Muchas gracias, jefa»

Gemma Buchaca

«Siempre he sido muy sensible a los olores y hacer un curso de aromaterapia con Antonia me abrió un mundo que me encanta. Antonia lo explica todo de manera muy fácil, con cariño y sensibilidad. Además, tiene un don para saber qué sinergias son las que necesitas. Es una gran profesional. Gracias de corazón»

Laia Doménech

«Si tuviera que definir en pocas palabras mi experiencia con el mundo de la aromaterapia, os diría que es una experiencia gratificante para el cuerpo y para el alma. Los aromas por sí solos ya son un deleite para el olfato, pero cuando conoces sus efectos beneficiosos sobre el cuerpo y mente se convierten en aliados para toda la vida. Asistir a un taller de aromaterapia dirigido por Antonia me proporcionó los medios para sentirme más serena, relajada y acompañada. Los aceites esenciales acompañan, yo desde que asistí al taller (hace algunos años) duermo siempre con unas gotas de lavanda en el dorso de mis muñecas y relax absoluto. Os recomiendo entrar a formar parte de este maravilloso mundo, no os arrepentiréis»

ELISENDA SANTOS

«Hace unos años pude asistir a uno de los talleres de aromaterapia que imparte Antonia y disfruté mucho con los conocimientos que allí aprendí.

Gracias, Antonia, por ser tan generosa ayudándonos a cuidarnos y a aprender que, como en cualquier ámbito de la vida, pero más en el cuidado personal, cada persona es única»

MARI PERALTA

«Cuando recojo una rama de laurel y la estrujo en la mano, o cuando rozo un arbusto de romero, o camino sobre una mata de tomillo, o paso a través de ramas de jara cargadas de incienso, creo que aquí está todo lo mejor, más puro, más refinado y más cercano a la poesía, en el rango de la facultad del sentido del olfato»

Jardines Aromáticos
GERTRUDE JEKYLL, escritora y paisajista.

Introducción

Imagina un viaje transformador, donde la menopausia deja de ser una etapa temida para convertirse en un proceso de empoderamiento y autodescubrimiento. Este libro es tu guía en una nueva fase de la vida, para liberarte de antiguas creencias que limitan tu crecimiento personal y para abrir paso a una nueva fase de plenitud.

Exploraremos juntas los misterios de la ciclicidad femenina, cómo se relacionan con las fases lunares y los cuatro arquetipos femeninos, con explicaciones detalladas y consejos prácticos. Descubrirás cómo la aromaterapia puede ser una aliada poderosa para aliviar los síntomas de la menopausia, interpretar tus emociones, equilibrar tus hormonas y revitalizar tu energía, conectándote con la naturaleza y la sabiduría innata que habita en ti.

No verás más esta etapa como un obstáculo, sino como una oportunidad para florecer y redescubrirte.

Los aceites esenciales, con su capacidad para brindar resultados rápidos, serán una parte fundamental de tu rutina diaria, transformando esta experiencia en un camino de bienestar y armonía.

He escrito este libro basado en mis conocimientos como formadora de aromaterapia y en mi propia experiencia: dos menopausias vividas, una natural y otra inducida como consecuencia de un tratamiento oncológico.

Estoy aquí para compartir contigo las herramientas que me han ayudado a transformar mi vida, y que espero que hagan lo mismo por ti. Prepárate para vivir una evolución profunda y positiva, que te permitirá descubrir tu pura esencia y tu verdadera realidad. ¡Permíteme ser tu compañera en este viaje de metamorfosis femenina ayudándote a volver a ti con amor y suavidad!

ANTONIA JIMÉNEZ
Barcelona, otoño de 2024

25

Vivir, estar vivo, significa estar en movimiento, evolucionar, transformarse a uno mismo y transmutar las cosas de acuerdo con la alquimia del espíritu y el cuerpo.

MARGUERITE MAURY, sanadora holística

PARTE I

NUEVA ERA DE LA MENOPAUSIA

1. Evolución de la mujer en el siglo XXI

Cuando era joven, la sexualidad y la menstruación eran temas de los que se evitaba hablar abiertamente, incluso con nuestras madres. La falta de información era evidente y a menudo dependíamos de hermanas o amigas mayores para descubrir qué nos esperaba en esa etapa crítica de nuestras vidas.

Durante mucho tiempo, la menopausia también ha sido considerada un tema tabú en nuestra sociedad. Recuerdo las conversaciones que solía escuchar entre mujeres acerca de la menopausia. Con frecuencia, esas charlas transmitían una imagen negativa, generando expectativas desagradables sobre la madurez. Durante años, esa ha sido la visión predominante en lo que respecta a las mujeres que atraviesan esta fase. Sin embargo, es de suma importancia cambiar esta percepción y adoptar una perspectiva más positiva sobre ese momento en la vida de las mujeres. En pleno siglo XXI, las respuestas que las mujeres buscamos son diferentes.

Según datos publicados por el Instituto Nacional de Estadística (INE), entre 2000 y 2020, la esperanza de vida de las mujeres en España se aproxima a los ochenta y seis años.

Para el año 2035, se proyecta que las mujeres tendrán una esperanza de vida al nacer de 87,7 años. Este dato nos sitúa en un contexto en el que la menopausia llega entre los cuarenta y cinco y cincuenta y cinco años, quedando muchas décadas por delante para vivir. ¿Cómo queremos afrontar los años venideros a partir de los cincuenta?

Redefinición de la menopausia

Ha llegado el momento de transformar nuestra perspectiva sobre la menopausia. Este proceso no marca el final de nuestra vitalidad, sino el emocionante comienzo de una nueva era llena de posibilidades y autodescubrimiento. Es una evolución que nos empodera con nuestra sabiduría y experiencia para explorar nuevas pasiones y aspectos de nosotras mismas.

La menopausia es una etapa natural en la vida de toda mujer, que indica el cese de la menstruación y la disminución gradual de las hormonas como los estrógenos y la progesterona. Aunque puede venir acompañada de cambios físicos y emocionales, es esencial verla como una oportunidad para redirigir nuestra energía y encontrar nuevas formas de bienestar. El cuerpo es sabio y nos envía señales de advertencia, que nos permiten tomar medidas antes de que los síntomas se intensifiquen.

Promover una cultura abierta y positiva respecto a la menopausia es imperativo. Debemos apoyar a las mujeres en este proceso, proporcionándoles información adecuada, acceso a recursos y espacios de diálogos abiertos. La menopausia no debe considerarse como el final de la juventud, ni mucho menos como una etiqueta limitante para las mujeres, sino más bien como una oportunidad para explorar nuevas facetas de nuestra identidad y vivir una vida plena de madurez y crecimiento personal.

Es alentador observar que cada vez más mujeres adoptan una perspectiva positiva hacia esta etapa. Aunque algunas aún pueden experimentar dificultades durante este proceso, como sentirse invisibles, no deseadas o excluidas de la vida activa en la sociedad, es importante recordar que estamos rompiendo barreras y desafiando estereotipos.

El camino hacia una menopausia empoderada y enriquecedora puede ser desafiante, pero también emocionante y lleno de posibilidades. Al abrazar esta etapa con conocimiento y comprensión, podemos convertirla en una oportunidad para alcanzar nuestro máximo potencial.

Así que sigamos adelante, porque esta es una etapa de la vida que merece ser vivida con plenitud. Cada una de nosotras puede ser testimonio de fortaleza y resistencia y, al aceptar la menopausia con confianza y apertura, estamos allanando el camino para que las futuras generaciones de mujeres lo hagan con más fuerza y determinación.

¡Celebremos la menopausia como la poderosa metamorfosis que es y demos paso a la «segunda primavera» donde floreceremos con aún más vigor, energía y entusiasmo!

2. Menopausia: renacer

El concepto de «segunda primavera», arraigado en la sabiduría china, nos invita a ver la menopausia como una fase llena de emocionantes posibilidades en la vida de una mujer. Este período de transición nos brinda una valiosa oportunidad para redescubrir y abrazar nuestra feminidad y empoderamiento. Es un tiempo de renovación energética que nos permite mirar hacia el futuro con una perspectiva renovada.

El verdadero secreto radica en conectar con la conciencia que habita en nuestro interior y en todo lo que nos rodea. Ahora es el momento de abrazar nuestras experiencias con confianza, nutriendo nuestro cuerpo, mente, emociones y energía. Debemos sentirnos orgullosas de lo que hemos logrado y llenarnos de esperanza por las probabilidades que nos esperan.

Cada vez más mujeres experimentan la menopausia como una oportunidad para crecer, desarrollarse y disfrutar de una vida plena y saludable.

Para vivir la menopausia en toda su plenitud, el autoconocimiento y la atención a nuestro propio cuerpo son esenciales. Cada mujer experimenta esta fase de manera única, con síntomas que varían según su estilo de vida, la gestión emocional y su relación previa con la menstruación.

La menopausia no debe ser temida ni vista como un obstáculo, sino como una vivencia para conocernos mejor y cuidarnos en todos los aspectos de la vida.

Te invito a sumergirte en esta nueva era de la menopausia y a acompañarme en este viaje de autodescubrimiento. Durante el proceso, aprenderemos a celebrar nuestras fuerzas internas. Una oportunidad para renacer y reconectar con nuestra esencia más profunda, honrando y abrazando a las diosas interiores que habitan en cada una de nosotras.

3. Abrazando a las diosas interiores

Nosotras, las mujeres, somos como la luna: nuestros ciclos menstruales reflejan las distintas fases de este misterioso astro nocturno. Esta conexión es profunda y, en la constante transformación de nuestra energía, podemos encontrar una fuente inagotable de inspiración.

A través de estos ciclos, nos conectamos con La Gran Madre, que se manifiesta a través de la Triple Diosa: doncella, madre y anciana, simbolizando las diferentes etapas de la vida que conviven en nuestro interior, formando una trinidad lunar que danza en nuestras mentes y nos recuerda la riqueza de nuestra esencia femenina.

Siguiendo la analogía lunar, nuestros ciclos están influenciados por los cuatro arquetipos fundamentales propuestos por Carl Gustav Jung: la doncella, la madre, la anciana y la hechicera. Cada uno de estos arquetipos está asociado con una estación, una fase lunar y una etapa específica de nuestro ciclo menstrual.

La comprensión de estos cuatro arquetipos comienza con el conocimiento de nuestra menstruación y sus fases. En lugar de considerar los cambios en nuestro estado de ánimo, energía, deseos y necesidades como aleatorios o irracionales, aprendamos a reconocer su relación con estos arquetipos y las etapas que atravesamos. Al explorar estos vínculos, obtenemos una mayor comprensión de nosotras mismas y nos conectamos con las fuerzas y energías presentes en cada momento de nuestro ciclo menstrual.

3.1. Las cuatro fases de tu ciclo femenino

- La **fase reflexiva**: la Anciana es la primera fase y se corresponde con la menstruación. Está asociada con la luna nueva, simbolizando el invierno. Es un momento de introspección profunda y reflexión hacia nuestro interior. Durante esta fase se produce una muerte simbólica de lo viejo, permitiendo el renacimiento de lo nuevo.

- La **fase energética**: la Doncella es la segunda fase y se asocia a la fase folicular y a la luna creciente, evocando la primavera. Esta etapa sigue a la menstruación y precede a la ovulación. El cuerpo recupera su flexibilidad y dinamismo, nos sentimos renovadas, llenas de energía y entusiasmo. Este momento es idóneo para establecer nuevas metas y fluir hacia ellas.

- La **fase expresiva**: la Madre es la tercera fase. Se vincula a la fase folicular ovulatoria y a la luna llena, representando el verano. A medida que se acerca la ovulación, surge el instinto de cuidar a los demás.

- Durante esta etapa, se experimenta un interés en asumir responsabilidades y nutrir proyectos e ideas ya existentes. Puede ser un momento óptimo para la comunicación, la empatía, la productividad, el trabajo en equipo y la creación de relaciones interdependientes.

- La **fase creativa**: la Hechicera es la cuarta fase; está vinculada a la fase lútea y a la luna menguante, y representa el otoño. En esta etapa, caracterizada por una gran creatividad, podemos aprovechar esa energía para dar vida a nuevas ideas, de la misma manera que utilizamos esa energía para crear un nuevo ser en nuestro interior. Aunque se experimente una sensación de concentración, también crece nuestra capacidad de soñar y se fortalece la intuición. En la fase lútea se promueve la meditación, la limpieza de espacios con inciensos, sahumerios y aceites esenciales. Es un momento ideal para conectarnos con nuestra espiritualidad y potenciar nuestra intuición.

37

El aroma de las flores es más suave en invierno;
la fragancia de una mujer, más sutil en la adversidad.

MADAME DE GIRARDIN, dramaturga

PARTE II

METAMORFOSIS FEMENINA

4. Aceptando nuestras emociones

La menopausia es un viaje que todas atravesamos de manera singular e individual. Algunas de nosotras podemos abrazar este período de metamorfosis con serenidad, mientras que otras podemos sentirnos abrumadas por los cambios que experimentamos. Es importante recordar que la menopausia no se trata simplemente de un desequilibrio hormonal; es una oportunidad para sumergirnos en nuestro ser, escuchar nuestras voces internas y emprender un viaje de autodescubrimiento.

Este proceso nos invita a reflexionar sobre nuestra relación con nosotras mismas y con la vida que hemos construido. Las emociones que experimentamos son interpretadas de diversas maneras, dependiendo de nuestra visión individual.

La aceptación de una misma es la base de la madurez, permitiéndonos llevar una vida plena y feliz. Esto no significa que los problemas desaparezcan, sino que aprendemos a verlos desde una perspectiva que nos hace ser conscientes de lo que realmente es importante. Recuerda: un pensamiento positivo atrae más positividad, mientras que uno negativo solo genera más negatividad.

En este viaje de metamorfosis femenina, la aromaterapia se presenta como una herramienta valiosa, capacitándonos para equilibrar nuestras emociones en la rutina diaria, disminuyendo las negativas y promoviendo las positivas.

¡Aprovecha esta oportunidad para florecer y crecer en esta nueva etapa de tu vida con el respaldo de la aromaterapia como tu aliada!

4.1. La influencia del cuerpo en las emociones

El cuerpo humano es una maravilla de la naturaleza y, dentro de este asombroso conjunto, el cerebro destaca como una verdadera obra maestra. Compuesto por neuronas, células nerviosas y células gliales, trabaja en perfecta armonía para procesar la información que llega a través de nuestros sentidos: oído, vista, olfato, gusto y tacto. Una vez que esta información llega al cerebro, comienza un fascinante viaje a través de diversas etapas de procesamiento. Lo más curioso es que, incluso antes de que nuestra mente sea consciente de nuestras emociones, nuestro cuerpo ya nos está enviando señales.

«El cuerpo ya sabe aquello de lo que la mente aún no se ha dado cuenta», nos recuerda Nazareth Castellanos, licenciada en Física Teórica y doctora en Medicina y Neurociencia, en su inspirador libro *Neurociencia del Cuerpo* (Editorial Kairós, 2022). Esto nos revela cómo nuestras emociones son procesadas en nuestro interior antes de que las percibamos de manera consciente.

Una parte sumamente intrigante del cerebro es el sistema límbico, también conocido como «el cerebro emocional». Su función principal es regular nuestras respuestas fisiológicas y emocionales, desencadenando emociones como el miedo, la alegría, la felicidad, la ira, la tristeza, el placer y la ansiedad. Lo más sorprendente es que la reacción de nuestro cuerpo a estas emociones ocurre antes de que seamos conscientes de ellas.

Byron Katie, en su proyecto «The Work», nos ofrece una perspectiva reveladora: «En el universo, solo puedo encontrar tres tipos de asuntos: los míos, los tuyos y los de Dios». A menudo, nos vemos atrapadas en la vida de los demás en lugar de estar conectadas con la nuestra, asumiendo emociones que no nos pertenecen. Esta reflexión nos anima a centrarnos en nuestros propios asuntos en lugar de absorber las emociones y preocupaciones ajenas, allanando el camino hacia una vida más plena.

En este viaje de metamorfosis femenina, recuerda que tienes el poder de abrazar y comprender tus emociones. Al conocer la profunda conexión entre tu cuerpo y tus sentimientos, puedes tomar las riendas de tu bienestar emocional y experimentar una transformación genuina. Tu cuerpo es un aliado en la búsqueda de equilibrio y plenitud emocional, y comprender su influencia te empodera para vivir esta etapa de tu vida con mayor consciencia y serenidad.

4.2. Señales y síntomas de la menopausia

Las señales y síntomas de la menopausia pueden variar de una mujer a otra. En mi experiencia personal, llegué a esta etapa a los cincuenta y dos años. Puedo decir que mi relación con mi ciclo menstrual nunca fue sencilla desde el punto de vista físico. Durante muchos años tuve menorragia, un sangrado menstrual intenso, por lo que llegar a la etapa de la menopausia fue, en cierta medida, un alivio.

La Organización Mundial de la Salud (OMS) proyecta que para el año 2030 habrá más de 1200 millones de mujeres mayores de cincuenta años en el mundo. El 85 % experimenta cambios físicos como sofocos, sudoración nocturna y aumento de peso, además de cambios emocionales, como nerviosismo, irritabilidad, altibajos emocionales, insomnio y una disminución en el deseo sexual. Durante el período inicial, conocido como premenopausia, el 30 % de las mujeres experimenta sofocos, sudores nocturnos y problemas para conciliar el sueño.

Es esencial conocer de antemano los síntomas con los que nos enfrentaremos durante la menopausia, ya que esto nos permitirá prepararnos mejor para el viaje. Al comprender estos cambios, podremos utilizar diversas herramientas y estrategias que nos ayudarán a transitar este periodo con la mayor comodidad y bienestar. La información y el apoyo son clave en este proceso de transformación.

4.2.1. Algunos de los síntomas más comunes

- **Aumento de peso**: la disminución de estrógenos puede afectar la regulación de la temperatura corporal y el metabolismo, lo que puede llevar a un aumento de peso, incluso sin hacer cambios en la dieta.
- **Cambios de humor y baja autoestima**: es común sentirse más irritable y experimentar cambios de humor frecuentes, lo que puede afectar la autoestima y el bienestar emocional.
- **Depresión**: la disminución de los niveles de estrógenos, combinada con los síntomas incómodos de la menopausia, puede aumentar la probabilidad de experimentar estados depresivos.
- **Falta de libido**: las fluctuaciones hormonales pueden afectar el deseo sexual, aunque factores como la salud, el estrés y la relación de pareja también desempeñan un papel importante.

- **Insomnio**: conciliar el sueño puede ser un desafío en esta etapa, y puede tener un gran impacto en la calidad de vida y el estado de ánimo.
- **Osteoporosis**: la reducción de estrógenos durante la menopausia acelera el proceso de envejecimiento óseo, aumentando el riesgo de osteoporosis, una afección que debilita los huesos y los hace más propensos a fracturas.
- **Problemas genitourinarios**: los cambios hormonales durante la menopausia alteran la microbiota vaginal, por lo que es más fácil que las bacterias proliferen, causando problemas en la zona genital, aumentando la frecuencia y molestias de infecciones vaginales y urinarias.
- **Sequedad en la piel y mucosas**: la disminución de estrógenos puede adelgazar el epitelio vaginal, provocando sequedad, picazón y molestias durante las relaciones sexuales.
- **Sofocos**: afectan al 80 % de las mujeres en algún momento durante la menopausia. Pueden variar desde leves hasta intensos, incluso llegando a causar insomnio. Los sofocos son originados por la reducción de la producción de estrógeno, lo que afecta la regulación de la temperatura corporal.
- **Sudores nocturnos**: son una variante de los sofocos. Ocurren por la noche, generando una intensa sudoración durante el sueño.

Estos desafíos los abordaremos en la PARTE IV de nuestro libro *Menopausia en armonía con aceites esenciales*. La aromaterapia puede ser una herramienta valiosa para restablecer el equilibrio emocional, físico, mental y espiritual durante esta etapa de cambios.

4.3. Afrontando la menopausia con salud y bienestar: la aromaterapia como aliada

Existen diversas medidas que podemos adoptar para aliviar los síntomas de la menopausia y mejorar nuestra calidad de vida. El camino hacia el bienestar comienza con la adopción de un estilo de vida saludable que incluya una alimentación equilibrada, ejercicio regular y la búsqueda de orientación y apoyo de un profesional de la salud.

Para controlar los síntomas emocionales asociados a la menopausia, es fundamental explorar técnicas efectivas que promuevan el bienestar emocional, como yoga, reiki, taichí, *mindfulness,* meditación y respiración consciente. Estas prácticas han demostrado reducir los niveles de cortisol en sangre, proporcionándonos una mayor fortaleza para afrontar los cambios propios de esta etapa.

La aromaterapia se convierte en una poderosa aliada en nuestro viaje hacia el bienestar emocional durante la menopausia. Aceites esenciales como la lavanda y la salvia han demostrado poseer propiedades relajantes y equilibrantes, lo que puede ayudarnos a aliviar la ansiedad y mejorar nuestro estado de ánimo. Incorporar aceites esenciales en nuestra rutina diaria a través de difusores o masajes representa una manera natural y agradable de fomentar nuestro bienestar emocional.

Además de estas prácticas, te animo a considerar las siguientes recomendaciones adicionales para mejorar tu experiencia durante la menopausia:

- **Ejercicio regular**: la actividad física regular, especialmente el entrenamiento de fuerza, es una poderosa herramienta antioxidante y antinflamatoria. Es esencial para obtener beneficios cardiovasculares, mantener la fuerza muscular, la densidad ósea y prevenir caídas. El ejercicio libera sustancias como la serotonina y la dopamina, elevando el estado de ánimo y mejorando nuestro bienestar.
- **Alimentación saludable**: una dieta equilibrada desempeña un papel fundamental en la prevención del exceso de peso y la obesidad. Se basa en alimentos frescos y naturales como hortalizas, verduras, legumbres, cereales integrales y proteínas magras, evitando los alimentos procesados y el exceso de azúcares. Esta alimentación proporciona la energía y los nutrientes necesarios para mantener un óptimo estado de ánimo.

Asegúrate de incluir suficientes proteínas en tu dieta, como pescados, carnes magras, huevos, tofu o legumbres, para fortalecer la salud muscular y contribuir al equilibrio hormonal. Además, incorpora alimentos ricos en vitamina C, selenio y otros antioxidantes como cítricos, frutas del bosque, pimientos, tomates, perejil, espinacas, brócoli, apio y ajo.

También es importante introducir ácidos grasos omega-3, presentes en pescados azules y frutos secos, para obtener los nutrientes necesarios para la salud cardiovascular, articular y cerebral. La importancia de los lácteos para la salud ósea es debatida: mientras algunos los consideran esenciales por su aporte de calcio, otros prefieren alternativas debido a la intolerancia a la lactosa o por preferencias personales.

Si optas por los lácteos, elige opciones semidesnatadas o desnatadas, así como leches enriquecidas en calcio, fibra o ácidos grasos insaturados. Para quienes no toleran la lactosa o prefieren alternativas, existen opciones como la leche sin lactosa o bebidas de soja que ofrecen beneficios similares.

La elección depende de las necesidades y preferencias individuales; consultar con un profesional de la salud o nutricionista puede proporcionar una guía personalizada.

- **Comparte tus emociones**: no guardes tus emociones negativas para ti misma. Compartir tus sentimientos con tu pareja, amigas o personas de confianza puede ser de gran ayuda. Considera también la posibilidad de buscar apoyo de una psicóloga o terapeuta. La comunicación abierta sobre tus emociones te hará sentir respaldada y te recordará que no estás sola en este proceso.

- **Fomenta tu autoestima**: dedica tiempo a cuidarte y reconocer tus fortalezas y cualidades. Esto puede incluir actividades que disfrutes, prácticas de autocuidado, o llevar un diario donde reflejes tus logros y aspectos positivos. Fortalecer tu autoestima es crucial para enfrentar esta etapa con confianza y bienestar.

Con una combinación de hábitos saludables, técnicas de reducción de estrés, aromaterapia y la implementación de estas recomendaciones, estarás mejor preparada para afrontar los cambios de la menopausia con bienestar y una actitud positiva.

¡Prepárate para un próximo capítulo lleno de conocimiento y empoderamiento!

5. Equilibrio hormonal durante la menopausia

La menopausia se define como el periodo en el cual una mujer pasa un año completo sin menstruar. A pesar de que la producción de hormonas ováricas se detiene por completo en esta etapa, las glándulas suprarrenales continúan generando hormonas para satisfacer las necesidades del organismo.

Cuando las mujeres entramos en la etapa de la menopausia, experimentamos cambios hormonales que nos conducen a un proceso de transformación. Los estrógenos han sido la hormona dominante a lo largo de nuestra vida fértil, vinculándonos con nuestra faceta más maternal y llevándonos a estar más enfocadas en los demás. Sin embargo, durante la transición hacia la menopausia, los andrógenos, hormonas de tipo masculino, ganan predominancia, asistiéndonos en enfocarnos en nosotras mismas y priorizándonos.

Las hormonas pueden considerarse como las directoras de una sinfonía constante en nuestras vidas, influyendo en todas las funciones y provocando cambios físicos que experimentamos desde la pubertad hasta la menopausia. Por lo tanto, muchos de los síntomas que sentimos durante el climaterio pueden ser interpretados como adaptaciones a esta nueva realidad, que surgen mientras nuestro cuerpo está aprendiendo a adaptarse a un entorno hormonal diferente.

Nuestro sistema endocrino, compuesto por una gran variedad de glándulas especializadas, es responsable de la síntesis y secreción de hormonas. Además de las glándulas reproductoras como los ovarios, otros órganos importantes como el corazón, los riñones, el estómago, los intestinos, el hígado y la piel también desempeñan un papel fundamental en este proceso.

5.1. Principales hormonas femeninas: cómo afectan durante la menopausia

- **Estrógenos**: son un grupo de hormonas femeninas que incluyen: estradiol, estriol y estrona. Se producen principalmente en los ovarios, aunque también en pequeñas cantidades en las glándulas **suprarrenales.** Influyen en nuestras características físicas y salud en general. También afectan a la salud ósea, al sistema urinario, la piel, el cabello y la salud cardiovascular. Durante la menopausia disminuyen, pudiendo provocar sofocos, sequedad vaginal y cambios en el estado de ánimo.
- **Progesterona**: es una hormona sexual que se produce en los ovarios después de la ovulación, y su función principal es preparar el útero para un posible embarazo. Durante la menopausia los niveles de progesterona también bajan, lo que puede llevar a cambios en el ciclo menstrual, volviéndolo irregular o incluso cesando por completo.
- **Testosterona**: aunque está considerada una hormona masculina, las mujeres también la tienen en sus ovarios y glándulas suprarrenales. Esta hormona es importante para la salud de los huesos, los músculos y la libido en las mujeres. Durante la menopausia, los niveles de testosterona pueden disminuir afectando el deseo sexual, entre otros síntomas.

- **Hormona foliculoestimulante (FSH)**: es producida por la glándula pituitaria anterior. Ayuda a que los óvulos crezcan en los ovarios durante la primera mitad del ciclo menstrual y participa en la producción de estrógenos. Durante la menopausia, los niveles de FSH tienden a aumentar, ya que el cuerpo intenta estimular los ovarios para liberar óvulos, incluso cuando la reserva de óvulos es baja.
- **Hormona luteinizante (LH)**: también es producida por la glándula pituitaria anterior. Juega un papel importante en el ciclo menstrual, ya que provoca la liberación de un óvulo maduro de los ovarios en medio del ciclo menstrual (ovulación) y estimula la producción de progesterona. Durante la menopausia, los niveles de LH también pueden aumentar, lo que contribuye a los cambios en el ciclo mensual y los síntomas de la menopausia.
- **Hormona antimulleriana (AMH)**: es producida por los folículos en desarrollo en los ovarios. Esta hormona se utiliza como un marcador para medir la cantidad de óvulos restantes, conocida como reserva ovárica. Durante la menopausia, los niveles de AMH disminuyen, lo que indica una reducción importante en la reserva de óvulos.

5.2. Hormonas tiroideas

Las hormonas tiroideas, producidas por la glándula tiroides ubicada en la parte frontal del cuello, desempeñan un papel crucial en la regulación de muchas funciones corporales, incluyendo el metabolismo, la temperatura, el crecimiento y la madurez sexual. Aunque no son exclusivas de las mujeres, estas hormonas son importantes para el bienestar general y pueden influir en algunos síntomas durante la menopausia.

Estas son las hormonas tiroideas clave:

- **TSH (hormona estimulante de la tiroides)**: producida por la glándula pituitaria, estimula la producción de dos hormonas principales, la T3 (triyodotironina) y la T4 (tiroxina).
- **T3 (triyodotironina)**: la forma activa de la hormona tiroidea. Afecta procesos como el metabolismo, la energía, la memoria, el colesterol, la fuerza muscular, el ritmo cardíaco, el ciclo menstrual y más.
- **T4 (tiroxina)**: se libera al torrente sanguíneo y funciona como una forma de almacenamiento para la T3. Sus niveles afectan la producción de TSH.
- **T3 inversa (RT3)**: una forma inactiva de la T3. Niveles bajos pueden causar hipotiroidismo, mientras que niveles altos impiden que la T3 funcione correctamente.

Imagina que el hipotálamo actúa como un termostato, mientras que la glándula pituitaria es su regulador. Cuando los niveles de las hormonas tiroideas (T3 y T4) disminuyen, el hipotálamo envía una señal a la glándula pituitaria para que aumente la producción de TSH. Esta hormona, a su vez, estimula la producción de T4, elevando así la temperatura corporal. Una vez que se alcanza el equilibrio, la glándula pituitaria reduce la producción de TSH para mantener la estabilidad.

Las hormonas tiroideas son esenciales para la energía que nuestro cuerpo utiliza en funciones vitales como el crecimiento y el desarrollo.

5.3. Hormonas del eje HHS: tu sistema de control

El eje HHS es como un sistema de control en tu cuerpo que regula muchas funciones vitales, como la digestión, el sistema inmune, la energía, las emociones y el estado de ánimo. Durante la menopausia, entender cómo funcionan estas partes juntas es fundamental para mantener nuestro bienestar.

Está formado por tres componentes principales:

— **Hipotálamo**: actúa como el «centro de control» del cerebro. Detecta las necesidades del cuerpo y envía señales para mantener el equilibrio interno. Regula funciones primordiales como el sueño, la energía, la temperatura corporal, el apetito, el estado de ánimo, la presión sanguínea y el deseo sexual.

— **Hipófisis (glándula pituitaria)**: también conocida como glándula pituitaria, se ubica en la base del cerebro y actúa en respuesta a las señales del hipotálamo. Es vital porque regula funciones esenciales al enviar señales a otras glándulas para que liberen hormonas. Entre sus roles principales se incluyen la estimulación de la tiroides, las glándulas suprarrenales y su influencia sobre el sistema reproductivo y los riñones.

— **Glándulas suprarrenales**: son dos glándulas pequeñas que se encuentran situadas encima de los riñones. Responden a las señales de la hipófisis liberando hormonas importantes, como el cortisol, que regula el estrés y otras funciones corporales, como la regulación de azúcar en sangre, almacenar energía, fortalecer el sistema inmunológico y la regulación del metabolismo.

5.4. El impacto de las emociones y las hormonas en la menopausia

Si bien ya hemos explorado las emociones en el capítulo anterior, es importante destacar que, en esta etapa de la vida, además de las hormonas del eje HHS (hipotálamo-hipófisis-suprarrenales), hay otras hormonas como la adrenalina, la dopamina y las endorfinas que también juegan un papel importante en nuestras emociones y respuestas sexuales durante la menopausia. Estas hormonas interactúan con las del eje HHS y pueden influir en cómo nos sentimos ante los cambios hormonales.

- **Adrenalina**: conocida por su vínculo con el estrés, es producida por las glándulas suprarrenales. Puede acelerar el ritmo cardíaco, provocar palpitaciones y generar emociones intensas cuando estamos cerca de nuestra pareja, creando una sensación de euforia.
- **Dopamina**: apodada como «la hormona del placer», se activa cuando surge el deseo sexual en las mujeres. Cuando los niveles de dopamina están equilibrados, nos sentimos alegres, motivadas y satisfechas.
- **Endorfinas**: consideradas las «hormonas de la felicidad», desempeñan un papel importante en las sensaciones de placer y bienestar. Durante las relaciones íntimas, las endorfinas intervienen directamente en el deseo sexual, estimulando la liberación de hormonas sexuales y generando una sensación placentera.

Comprender cómo estas hormonas interactúan entre sí, junto con las del eje HHS, para mantener un equilibrio hormonal y emocional durante la menopausia, nos permite comprender mejor esta etapa compleja.

Después de explorar cómo las hormonas influyen en nuestras emociones y respuestas sexuales, ahora avanzaremos hacia cómo los aceites esenciales pueden ayudar a restaurar el equilibrio de nuestro sistema hormonal.

5.5. Promover el equilibrio hormonal con aceites esenciales

Los aceites esenciales pueden ser una herramienta inestimable en nuestro viaje hacia niveles hormonales saludables. Aunque no pueden reemplazar a las hormonas, ni actuar como ellas, cuando los usamos de manera adecuada, respetando sus propiedades y seguridad, nos brindamos un regalo invaluable de la naturaleza.

La aromaterapia se convierte en nuestra aliada en la búsqueda del equilibrio hormonal, ayudándonos a gestionar de manera efectiva los cambios y desafíos que la menopausia presenta.

56

El perfume de las flores, el de la rosa o el jazmín,
es su manera de susurrar un secreto al aire.
SIDONIE-GABRIELLE COLETTE, escritora

PARTE III

EL PODER
DE LA AROMATERAPIA
Y LOS ACEITES ESENCIALES

6. ¿Qué es la aromaterapia?

La aromaterapia representa una terapia complementaria a la medicina tradicional, basada en la utilización de aceites esenciales quimiotipados *(forma de clasificación química, biológica y botánica que designa la molécula que tiene mayor presencia en un aceite esencial)* extraídos de plantas aromáticas. Su propósito es promover el equilibrio, la armonía y el bienestar integral al abordar aspectos de la salud física, mental, emocional y espiritual.

El uso de aceites esenciales con fines terapéuticos y espirituales se remonta a antiguas civilizaciones, como la china, la india, la egipcia, la griega y la romana, donde se utilizaban hierbas y plantas para tratar diversas enfermedades y dolencias. A lo largo del tiempo, se ha avanzado en la comprensión de los beneficios terapéuticos de los aceites esenciales, lo cual ha llevado al desarrollo de diversas formas de aplicación holística, considerando a la persona en su totalidad.

Sin embargo, el comienzo de la aromaterapia contemporánea se atribuye al perfumista y químico René-Maurice Gattefossé, quien acuñó el término *aromaterapia* al «tratamiento terapéutico con aceites esenciales» en 1937, después de publicar su obra maestra, *Aromatherapie: Huiles essentielles, hormones végétales*.

La aromaterapia se entrelaza con una serie de principios fundamentales de la terapia natural, así como el masaje, la meditación, la dieta y nuestra perspectiva ante la vida. Sus beneficios son reconocidos y se ha comprobado que puede jugar un papel crucial en la relajación, la reducción del estrés, los estados depresivos, el insomnio y los diversos síntomas relacionados con la menopausia.

Existe una conexión directa entre nuestras percepciones olfativas y nuestro estado emocional. Esto se debe a que cuando las moléculas de un aceite esencial se liberan en la nariz, viajan hacia la parte posterior de la cavidad nasal, donde se encuentra el epitelio. Cada célula olfativa tiene una especie de antena llamada receptor olfativo. Estos receptores envían señales a la amígdala. Después, la información viaja hacia el hipotálamo, que controla nuestras hormonas, y al sistema límbico. Este sistema límbico será el encargado de modular nuestras respuestas emocionales.

El área olfativa representa la única región de nuestro organismo en la que el sistema central mantiene una vinculación directa con el entorno exterior. Esta particularidad posibilita que los estímulos olfativos alcancen de manera directa los centros de conexiones internas más profundas de nuestro cerebro.

En este contexto, la aromaterapia emerge como una herramienta que alcanza las raíces emocionales, estimulando nuestras propias reservas de energía curativa. Este enfoque armónico nos infunde fuerza y equilibrio, potenciando nuestro compromiso en el proceso de autocuración.

7. ¿Qué es un aceite esencial?

Un aceite esencial es una sustancia orgánica formada químicamente por diferentes moléculas aromáticas que producen de forma natural ciertas plantas como respuesta adaptativa a su hábitat característico, por lo que resulta complejo o prácticamente imposible copiarlo o sintetizarlo químicamente en un laboratorio. Estos aceites se extraen de partes específicas de estas plantas, cuidadosamente cultivadas para garantizar ese aroma característico que poseen muchas de ellas.

Dentro de los aceites esenciales encontramos una amplia gama de compuestos orgánicos, los cuales podemos clasificar en diferentes categorías: alcoholes, aldehídos, carburos, cetonas, cumarinas, éteres, ésteres, fenoles, ftálidos, lactonas, terpenos y óxidos. Esta diversidad química es lo que confiere a cada aceite esencial su complejidad, dotándole de una serie de propiedades holísticas y terapéuticas beneficiosas para la salud.

Es importante destacar que un solo aceite esencial puede contener más de un centenar de moléculas diferentes en su composición, y estas no solo determinan su aroma distintivo, sino también su capacidad de ser absorbidas por el cuerpo y los efectos que tienen en él.

En el contexto de la menopausia, los aceites esenciales pueden ser una valiosa herramienta para aliviar síntomas como los sofocos, la ansiedad o los trastornos del sueño. Algunos aceites esenciales como la salvia, la lavanda o el geranio se han utilizado tradicionalmente para ayudar a las mujeres durante esta etapa de cambios hormonales.

7.1. Localización de los aceites esenciales

Los aceites esenciales pueden encontrarse en diversas partes de las plantas como:

- Las hojas (citronela, eucalipto, laurel)
- Las flores (lavanda, rosa, azahar)
- Las semillas (nuez moscada)
- Las raíces (vetiver)
- La corteza (canela)
- Las resinas (incienso, mirra)
- Los rizomas (jengibre, cúrcuma)
- La madera (palo de rosa, sándalo)
- Los frutos desecados (anís estrellado)
- La cáscara de algunas frutas (naranja, limón)

Es importante destacar que incluso de la misma planta, los aceites esenciales pueden presentar características únicas. Tomemos, por ejemplo, el naranjo amargo (*Citrus aurantium var. amara*), un conocido árbol de la familia de los cítricos, y de una gran generosidad aromática, del cual se pueden extraer diferentes aceites esenciales con propiedades específicas diferentes que podrían resultar beneficiosas durante la menopausia.

- **Aceite esencial de neroli o azahar**: se obtiene de la flor del naranjo amargo, su aroma floral, dulce y ligeramente amargo es muy apreciado en aromaterapia. A nivel emocional, actúa como un gran equilibrante nervioso, beneficiando a personas sensibles y melancólicas.

- **Aceite esencial de** *petit grain bigarde*: se obtiene mediante la destilación al vapor de las hojas y ramitas del naranjo amargo, su aroma es similar al del neroli. A nivel emocional, proporciona calma y serenidad, siendo muy útil en situaciones de estrés e insomnio.
- **Aceite esencial de naranja amarga**: extraído de la cáscara del naranjo amargo mediante presión en frío, su aroma se parece al de la naranja dulce. A nivel emocional, también es útil en casos de estrés y tiene un gran poder antiséptico aéreo cuando se usa en difusor.

Un dato interesante es que ciertos aceites esenciales varían en densidad y concentración según su origen botánico, como los extraídos de rosas y jazmines. Por ejemplo, se necesitan más de 2000 kg de pétalos de rosa para obtener tan solo un litro de su aceite. De manera similar, aproximadamente 100 kg de flores de lavanda son requeridos para producir un solo litro de su aceite.

Los aceites esenciales representan la esencia más profunda y distintiva de la planta, a menudo considerados como su personalidad o espíritu. Mientras permanecen en la planta, estas esencias experimentan una constante transformación en su composición química, variando según la hora del día y de las estaciones. Esto explica por qué es necesario recolectar las plantas destinadas a extraer estos valiosos compuestos en momentos específicos del año, bajo condiciones climáticas particulares y en momentos determinados del día.

A pesar de su denominación como aceites, es importante destacar que los aceites esenciales no son grasos. Por el contrario, poseen una ligereza y volatilidad notables, lo que implica que su aroma se dispersa rápidamente en el aire. Para aprovechar sus beneficios de manera efectiva, es imperativo seleccionar aceites esenciales que cumplan con rigurosos estándares de calidad y eficacia.

Criterios de calidad

A continuación, se presentan algunos criterios de calidad que pueden ayudarte a elegir los aceites esenciales adecuados:

- **Certificación botánica**: la denominación de la planta en el envase del aceite esencial debe especificar el género, la especie y el cultivo exacto de la planta.
- **Origen geográfico**: el país de origen proporciona información valiosa sobre las condiciones ambientales en las que creció la planta aromática. Esto puede influir en la calidad y las propiedades del aceite esencial.
- **Fase de desarrollo botánico**: la composición química de un aceite esencial puede variar según el momento en que se recolectaron las plantas.
- **Órgano destilado**: la parte específica de la planta que se destila para obtener el aceite esencial puede afectar su composición química. Por ejemplo, el aceite esencial extraído de las hojas puede ser diferente al obtenido de las flores de la misma planta.
- **Método de extracción**: los métodos de extracción, como la presión en frío o la hidrodestilación por arrastre de vapor de agua, pueden influir en la calidad y las propiedades del aceite esencial.
- **Quimiotipo (AEQT)**: consiste en el análisis cromatográfico que nos revelará las moléculas específicas presentes

en el aceite esencial. Esto es importante para comprender sus propiedades terapéuticas y cualquier riesgo de toxicidad.

Es esencial tener en cuenta que una planta del mismo género y especie puede producir aceites esenciales distintos según el entorno en el que crece, lo que hace necesario realizar el quimiotipo de cada cosecha para obtener información precisa sobre sus propiedades y posibles riesgos. Esto es especialmente relevante para garantizar un uso seguro y efectivo durante la menopausia.

Veamos un ejemplo de quimiotipo:

- El aceite esencial de tomillo *(Thymus vulgaris)* quimiotipado con thujanol es antiinfeccioso, estimulante y regenerador del hígado. La piel lo tolera muy bien.
- El aceite esencial de tomillo (*Thymus vulgaris*) quimiotipado con thymol es un potente antibacteriano, es tóxico para el hígado en dosis prolongadas y es cáustico para la piel.

Cuando se aplican directamente sobre la piel, estos compuestos pueden actuar como agentes secantes y, en algunos casos, causar irritación o sensibilización. Por lo tanto, siempre se recomienda diluirlos adecuadamente antes de su aplicación con un portador apropiado, por ejemplo, en aceites vegetales, lociones o cremas.

La piel tiene la capacidad de absorber los aceites esenciales con facilidad debido a su naturaleza penetrante. No obstante, dada su alta concentración, es primordial usarlos con precaución, moderación y conocimiento para evitar riesgos innecesarios.

8. ¿Cómo utilizar los aceites esenciales?

Los aceites esenciales pueden aplicarse de tres maneras diferentes: la aromática, la tópica y la interna. Sin embargo, no todos los aceites esenciales son aptos para todas estas formas de aplicación. Por ello, es fundamental revisar las instrucciones y advertencias en cada envase antes de su uso.

En aromaterapia se sigue el principio de «menos es más» para disfrutar plenamente de las virtudes terapéuticas de estos compuestos.

8.1. Diferentes métodos de aplicación

1. **Inhalación aromática**: es el método más sencillo para disfrutar de los beneficios de los aceites esenciales.
2. **Inhalación directa**: consiste en inhalar el aroma del aceite esencial de manera directa o aplicando unas gotas sobre un tejido o un trozo de algodón.
3. **Inhalación indirecta**: se realiza mediante un difusor que actúa como un aromatizador de ambientes, dispersando los aceites esenciales en el aire.
4. **Uso tópico**: aplicar los aceites esenciales sobre la piel permite que sus componentes químicos se mezclen con el sebo natural de la piel, facilitando su absorción.

5. **Masaje**: este es el método preferido de los aromaterapeutas. Sin embargo, es importante recordar que siempre debemos diluir los aceites esenciales en un aceite vegetal portador. La proporción de la dilución dependerá de la zona a tratar y de la gravedad de los síntomas.

6. **Compresas frías o calientes**: esta técnica es altamente efectiva para aprovechar al máximo los aceites esenciales en la reducción del dolor y la inflamación.

   – **Compresas calientes**: son ideales para aliviar el dolor de espalda, problemas reumáticos y artritis. Después de aplicar el aceite esencial elegido de forma tópica, colocar una toalla empapada en agua caliente sobre la zona afectada y dejarla hasta que alcance la temperatura corporal.

   – **Compresas frías:** se preparan de manera similar, pero con agua fría. Son excelentes para tratar dolores de cabeza (colocándolas en la frente o en la parte posterior del cuello), torceduras, distensiones musculares, reducir la hinchazón, tratar esguinces y calmar los sofocos.

7. **Baños relajantes**: para disfrutar de un baño relajante, agrega sales de Epsom (sulfato de magnesio) al agua caliente y, a continuación, añade de tres a seis gotas de aceite esencial. Esto es primordial ya que los aceites esenciales no se mezclan de manera natural con el agua y quedarían flotando en la superficie.

8. **Uso interno**: los aceites esenciales no se diluyen en agua y, en su forma pura (no diluida), pueden dañar la capa protectora del tracto digestivo. Además, algunos aceites esenciales son tóxicos si se ingieren. Por lo tanto, se desaconseja la ingestión de estos aceites a menos que haya sido prescrita y supervisada por un profesional de la salud, un farmacéutico o un aromaterapeuta cualificado.

8.2. Proporciones y sinergias

- Durante el aprendizaje de la aromaterapia es importante conocer las particularidades de los aceites esenciales: sus aromas, usos y propiedades. Además, es básico saber cómo hacer preparados con estos aceites. Cuando estás en las primeras etapas de crear tus propias combinaciones, es aconsejable limitarse a un máximo de tres aceites esenciales por mezcla, siempre diluidos en un aceite vegetal.

A pesar de que la elección y combinación de aceites es esencialmente personal, existen pautas generales que pueden ser útiles. Por lo general, los aceites de la misma familia botánica armonizan entre sí. También aquellos aceites que comparten constituyentes comunes, como los que tienen un alto contenido de cineol (eucalipto, árbol del té, mirto…), así como muchas plantas herbáceas (romero, salvia lavandulifolia…). La mayoría de los aceites florales se complementan mutuamente de la misma manera que los de madera, bálsamos, cítricos y especias. Se trata de aprender a reconocer la «personalidad» de cada aceite esencial y confiar en nuestra intuición.

Desde una perspectiva terapéutica, una sinergia implica agregar dos o más aceites esenciales que se complementen armoniosamente, potenciando su efectividad en comparación con su uso individual. Sin embargo, y según mi experiencia, esta práctica va más allá de simplemente mezclar aceites. La combinación de aceites es un arte, un proceso creativo e intuitivo que requiere un conocimiento profundo de las propiedades de cada aceite para lograr la mezcla más adecuada.

En otras palabras, combinar aceites esenciales es como practicar la alquimia; podríamos llamarlo la quintaesencia de los alquimistas. Desde una perspectiva emocional, podríamos clasificar los aceites esenciales en tres grupos según sus efectos:

- Relajantes y calmantes.
- Estimulantes y energizantes.
- Estabilizadores y equilibrantes.

8.3. Diluciones básicas para realizar fórmulas en aromaterapia

Cuando trabajamos con aceites esenciales en pequeñas cantidades para uso personal, generalmente medimos por gotas. Sin embargo, es importante tener en cuenta que el tamaño de una gota de aceite esencial puede variar debido a su viscosidad y a la temperatura ambiente. A pesar de esta pequeña imprecisión, este método es adecuado para crear mezclas tópicas y recetas personales.

Para ayudarte a crear tus propios preparados, te proporciono un sistema basado en porcentajes. Tomamos como referencia que 1 ml de aceite esencial equivale a aproximadamente veinticinco gotas (treinta gotas para aceites más ligeros y veinte gotas para los más densos, como las resinas):

- Cosmética y cuidados de la piel: entre un 1 % y un 2 % de aceite esencial.
- Piel sensible o alérgica: 2 % de aceite esencial.
- Masajes corporales: entre un 3 % y un 5 % de aceite esencial.
- Alivio de dolores localizados (articulaciones, tendones, músculos, inflamaciones, golpes): 10 % de aceite esencial.
- Dolores intensos (uso específico en la zona afectada): entre un 20 % y un 30 % de aceite esencial.
- Problemas nerviosos (estrés, bienestar, insomnio, ansiedad, aspectos emocionales): entre un 10 % y un 15 % de aceite esencial.

Es importante recordar que estos porcentajes son sugerencias generales y pueden variar ligeramente según el criterio de cada experto en aromaterapia.

<u>Ejemplos de dilución</u>

A continuación, te proporciono un ejemplo de dilución para un frasco de 50 ml. Supongamos que deseas hacer una sinergia al 2 % utilizando un aceite esencial, considerando que 1 ml equivale a veinticinco gotas.

Para una dilución al 2 % en 50 ml necesitarás:
- 50 ml *0,02 = 1 ml de aceite esencial
- 1 ml x 25 gotas = 25 gotas de aceite esencial

Por lo tanto, para crear una sinergia al 2 % en un frasco de 50 ml, necesitarás agregar 25 gotas en total del aceite esencial que elijas y llenar el resto del frasco con un aceite vegetal portador.

A lo largo de las páginas de este libro, se repetirán conceptos clave relacionados con el uso de aceites esenciales para facilitar su comprensión y asimilación.

8.4. Fotosensibilización o fototoxicidad

Los aceites esenciales fotosensibilizantes o fototóxicos son aquellos que pueden causar reacciones en la piel cuando se exponen a la luz solar, a las lámparas solares o a las cámaras de bronceado. Estos aceites contienen sustancias como las furocumarinas, que pueden causar manchas, inflamación, ampollas o quemaduras en la piel, pudiendo llegar a dejar cicatrices.

Los aceites esenciales cítricos, llamados también esencias, se extraen de las frutas cítricas como limones o naranjas mediante métodos como el prensado en frío o destilación al vapor. Es importante que tengamos en cuenta que, aunque las furocumarinas se encuentran generalmente en los aceites esenciales cítricos prensados en frío, no se encuentran aparentemente en los aceites esenciales cítricos destilados al vapor. Hay otros aceites esenciales no cítricos que también pueden causar reacciones similares en la piel cuando se exponen al sol.

Aceites esenciales y esencias fotosensibilizantes o fototóxicas más comunes:

- Angélica raíces (*Angelica archangelica*)
- Apio raíces, hojas (*Apium graveloens*)

- Apio semillas, hojas (*Apium graveloens*)
- Bergamota, cáscara del fruto (*Citrus bergamia, Citrus aurantium*)
- Clementina cáscara del fruto (*Citrus x clementina*)
- Comino (*Cuminum cyminum*)
- Hoja de higuera (*Ficus carica*)
- Levístico (*Levisticum officinalis*)
- Lima cáscara del fruto (*Citrus x latifolia*)
- Limón cáscara del fruto (*Citrus, aurantifolia limonum*)
- Mandarino hoja (*Citrus reticulata*)
- Naranja dulce cáscara del fruto (*Citrus sinensis*)
- Naranja amarga cáscara del fruto (*Citrus aurantium var.*)
- Mirra dulce (*Commiphora guidotti*)
- Pomelo cáscara del fruto (*Citrus paradisi*)
- Ruda (*Ruta graveolens*), ruda (*Ruta montana*). Este aceite esencial, además de ser fototóxico, es neurotóxico y potencialmente abortivo
- Verbena común (*Verbena officinalis* y *Verbena bonariensis*)
- Tagete (*Tagetes erecta* y *Tagetes tenuifolia*)

Aceites cítricos que no se consideran fotosensibles o fototóxicos:

- Bergamota (*Citrus bergamia, Citrus aurantium*) obtenido por destilación al vapor. Cuando se les ha quitado una sustancia llamada «bergapteno/furocumarinas».
- Limón (*Citrus limon*) obtenido por destilación al vapor.
- Lima (*Citrus aurantifolia*) obtenido por destilación al vapor
- Mandarina (*Citrus reticulata*) obtenido por destilación al vapor.

- Naranja dulce (*Citrus sinensis*) obtenido por destilación al vapor.
- Petitgrain (*Citrus aurantium var. Amara*) obtenido de las hojas del naranjo amargo.
- Tangelo (*Citrus x tangelo*) obtenido por destilación al vapor.
- Yuzu (*Citrus junos*) obtenido por destilación al vapor.

Aceites esenciales que pueden irritar la piel:

Para garantizar una experiencia segura y beneficiosa en aromaterapia, es importante conocer aquellos aceites esenciales que pueden irritar la piel y causar molestias, incluso si no tienes la piel sensible. Estos aceites deben utilizarse con precaución y diluirse siempre antes de su aplicación en la piel:

- Albahaca exótica (*Ocimum basilicum*)
- Anís estrellado (*Illicium verum*)
- Laurel (*Laurus nobilis*)
- Bálsamo del Perú (*Myroxylon balsamum*)
- Canela (*Cinnamomum cassia L. / Cinnamomum aromaticum L.*)
- Citronela (*Cymbopogon nardus*)
- Gaulteria (*Gaultheria fragrantissima y Gaultheria procumbens*)
- Clavo de olor (*Syzygium aromaticum*)
- Hierba gatera (*Nepeta cataria*)
- Lemongras (*Cymbopogon flexuosus*)
- Litsea cubeba (*May Chang*)
- Melisa (*Melissa officinalis*)
- Musgo de roble absoluto (*Evernia prunastri*)

- Orégano (*Origanum vulgare*)
- Tomillo timol (*Thymus vulgaris L. QT quimiotipo thymoliferum*)
- Semilla de perejil (*Petroselinum crispum*)
- Salvia oficinali *(Salvia officinalis)*
- Verbena exótica (*Litsea citrata o cubeda*)
- Ylang-ylang (*Cananga odorata*). Aunque no se considera dermocáustico, puede causar irritación en pieles sensibles si se usa en concentraciones altas.
- Yuzu (*Citrus junos*)

Consejos prácticos

Si te gusta disfrutar del aroma de los aceites esenciales cítricos y deseas utilizarlos de manera segura y efectiva, estos son algunos consejos que pueden ayudarte:

- Al comprar sinergias ya preparadas, asegúrate de revisar qué aceites esenciales llevan, y en caso de que contengan aceites esenciales fotosensibilizantes o fototóxicos, sigue las pautas recomendadas por el fabricante.
- Diluye siempre los aceites esenciales cítricos antes de aplicarlos en la piel.
- Después de la aplicación de aceites esenciales cítricos diluidos, es prudente esperar al menos doce horas antes de exponerte a la luz solar directa. Sin embargo, si eres especialmente sensible a estos aceites, se recomienda aguardar un periodo de hasta setenta y dos horas antes de la exposición al sol.

– Durante la temporada de verano es preferible utilizar productos que contengan aceites esenciales cítricos por la noche, de esta forma, se minimiza el riesgo de reacciones en la piel.

Ten en cuenta que es importante seguir las pautas de dilución adecuadas y realizar un pequeño test de alergia en un área pequeña de la piel antes de utilizar por primera vez un aceite esencial.

8.5. Beneficios de la aromaterapia para pacientes oncológicos

La aromaterapia se presenta como una opción recomendable para pacientes oncológicos, ya que puede contribuir significativamente a mejorar diversos aspectos de su bienestar durante el tratamiento oncológico.

1. Reducción de la ansiedad y la depresión: la aromaterapia puede ayudar a aliviar la ansiedad y la depresión, dos estados emocionales comunes en pacientes oncológicos. Aceites esenciales como el ylang-ylang (*Cananga odorata var. genuina*), naranjo amargo bigarde (*Citrus aurantium var. amara*), incienso (*Boswellia carteri*) y rosa de Damasco (*Rosa damascena*) han demostrado ser efectivos en este aspecto.
2. Gestión del estrés: los pacientes oncológicos a menudo experimentan altos niveles de estrés debido a la naturaleza de su enfermedad y tratamiento. La aromaterapia puede proporcionar una vía natural para reducir el estrés y mejorar la calidad de vida.

3. Alivio de los efectos secundarios: la aromaterapia puede ayudar a aliviar los efectos secundarios de la enfermedad y de los tratamientos, como las náuseas y los vómitos. Aceites esenciales como el limón (*Citrus limón*), el jengibre (*Zingiber officinale)* y la menta piperita (*Mentha piperita*) son conocidos por su capacidad para reducir estos síntomas.
4. Resultados a corto plazo: uno de los beneficios más notables de la aromaterapia es que se pueden obtener resultados positivos a corto plazo. Los pacientes pueden experimentar alivio inmediato al aplicar aceites esenciales de manera tópica o al inhalar su aroma.

Es fundamental destacar que, si bien la aromaterapia puede aportar numerosos beneficios a los pacientes oncológicos, es importante tomar precauciones, especialmente en casos de cáncer hormonal-dependiente, como el cáncer de ovarios, mama y útero.

Algunos aceites esenciales contienen compuestos que podrían interferir con las hormonas del cuerpo, por lo que se recomienda consultar a un profesional de la salud antes de iniciar cualquier tratamiento de aromaterapia en estos casos.

8.5.1. *Aceites esenciales que deben evitarse*

Aceites esenciales quimiotipados (AEQT) con efecto similar a los estrógenos:

— Salvia esclarea (*Salvia sclarea*)
— Salvia oficinali *(Salvia officinalis*)
— Hinojo dulce (*Foeniculum vulgare*)

- Anís estrellado o badiana (*Illicium verum*)
- Anís verde (*Pimpinella anisum*)
- Hisopo (*Hyssopus officinalis var. decumbens*)
- Artemisa blanca (*Artemísia herba-alba qt tuyona*)
- Absenta (*Artemísia absinthium*)
- Fragonia (*Agonis fragrans*)
- Apio semillas (*Apium graveolens*)
- Alcaravea (*Carum carvi*)
- Levístico (*Levisticum officinale*)

Sesquiterpenoles y diterpenoles a evitar:

- Cedro de Atlas (*Cedrus atlántica*)
- Cedro del Himalaya (*Cedrus deodara*)
- Pachuli (*Pogostemon cablin*)
- Enebro de Virginia (*Juníperos virginiana*)
- Ciprés (*Cupressus sempervirens*). Utilizar con precaución a nivel tópico en zonas concretas bajo supervisión de un profesional.
- Niaouli (*monoterpenoles*). Utilizar con precaución a nivel tópico en zonas concretas bajo supervisión de un profesional.

Es importante recordar que, aunque los aceites esenciales quimiotipados ofrecen numerosas propiedades terapéuticas valiosas para pacientes oncológicos, se debe consultar a un profesional de la salud como un médico oncólogo o un aromaterapeuta con experiencia en este campo, antes de su uso en personas que han tenido cáncer hormonal. La prioridad principal al incorporar la aromaterapia en la vida de quienes han padecido cáncer hormonal es garantizar su seguridad y bienestar.

8.6. Consejos y precauciones generales en aromaterapia

Los aceites esenciales son una poderosa herramienta en el mundo de la aromaterapia, capaces de brindarnos beneficios notables para nuestro bienestar físico y emocional. Sin embargo, su uso requiere precaución y conocimiento para disfrutar de sus ventajas de manera eficaz. Aunque existen más de trescientos aceites esenciales actualmente conocidos en la naturaleza, en aromaterapia solemos emplear solo una fracción de ellos.

A continuación, te indico consejos importantes:

1. **Certificado de calidad**: verifica siempre que el aceite esencial sea 100 % natural y cumpla con los criterios adecuados de seguridad. Evita aquellos desnaturalizados con componentes sintéticos, agentes químicos o aceites minerales.

2. **Dilución**: nunca apliques aceites esenciales puros directamente sobre la piel, ya que esto podría causar irritación o reacciones alérgicas. Siempre diluye los aceites esenciales en un aceite portador adecuado, como el aceite de coco o de almendras, antes de aplicarlos en la piel.

3. **Prueba de tolerancia**: antes de usar un aceite esencial por primera vez, es recomendable realizar una prueba de tolerancia y ver si es compatible con tu piel. Aplica una o dos gotas del aceite esencial diluido en una cucharadita de un aceite portador, frota la mezcla en la parte interna del antebrazo o en el codo. (Puedes cubrirlo con una tirita para proteger la prueba). Espera veinticuatro horas para observar posibles reacciones alérgicas.

4. **Fotosensibilidad**: algunos aceites esenciales, como los cítricos, pueden aumentar la sensibilidad de la piel a la luz solar. Evita la exposición directa al sol al menos doce horas después de aplicar estos aceites (ver el apartado 8.4. Fotosensibilización y Fototoxicidad).

5. **Conservación**: guarda los aceites esenciales en frascos de vidrio oscuro y bien cerrados, en un lugar fresco y oscuro, lejos de la luz solar directa y del calor extremo. En estas condiciones, un aceite esencial puro se puede conservar durante unos cinco años. Mientras que las esencias cítricas tienen un periodo de conservación aproximadamente de dos años.

6. **Consistencia**: mantén la consistencia en tus mezclas y tratamientos. Es recomendable que anotes las proporciones y tipos de aceites esenciales que utilizas para poder replicar recetas efectivas en el futuro, lo que te ayudará a obtener resultados más predecibles y beneficiosos.

7. **Precaución**: lávate bien las manos después de manipular aceites esenciales para evitar el contacto con los ojos, la nariz, los oídos y las mucosas. En caso de contacto con los ojos o las mucosas, enjuágalos con abundante agua del grifo y aplica una compresa de aceite vegetal (como aceite de oliva o de almendras).

8. **Uso en niños**: no se recomienda el uso de aceites esenciales en niños menores de seis años de edad sin la supervisión de un pediatra o médico especializado. Sin embargo, algunos aceites esenciales como la mandarina o la lavanda, pueden utilizarse puntualmente y por vía externa bajo consejo terapéutico a partir de los tres años.

9. **Embarazo y lactancia**: si estás embarazada o en periodo de lactancia, consulta a un profesional de la salud antes de usar aceites esenciales, ya que algunos no son seguros en estas circunstancias. El consejo de un terapeuta es imprescindible.

10. **Mascotas**: si tienes mascotas en casa, es importante tener precaución al usar aceites esenciales cerca de ellas. Ciertos aceites pueden ser perjudiciales para los animales.

11. **Toxicidad**: algunos aceites esenciales pueden resultar tóxicos si se utilizan de manera inadecuada. Asegúrate de usarlos correctamente y de vigilar que no se oxiden ni se degraden.

12. **Recomendaciones**: si tienes dudas sobre el uso de un aceite esencial en particular, estás tratando afecciones médicas específicas o padeces alguna enfermedad, busca la orientación de un profesional de la aromaterapia o un terapeuta certificado. El uso adecuado de aceites esenciales puede mejorar tu bienestar, pero es esencial hacerlo de manera responsable y segura para aprovechar al máximo sus beneficios.

13. **Personas con condiciones especiales**: las personas asmáticas o con alergias respiratorias deben tener precaución en el empleo de aceites esenciales, especialmente por la vía olfativa y atmosférica. No se recomienda la utilización de aceites esenciales en personas epilépticas, hipersensibles, que hayan padecido un cáncer hormonal-dependiente y, en general, en personas con problemas graves de salud, excepto si se lo ha prescrito un personal de la salud, un farmacéutico o un aromaterapeuta cualificado.

9. ¿Qué es un aceite vegetal?

Un aceite vegetal es un compuesto orgánico obtenido a partir de semillas o frutos. En general, todas las semillas y frutos contienen aceite, pero solo aquellos denominados oleaginosos son adecuados para la producción industrial del aceite.

En el ámbito de la aromaterapia es importante seleccionar aceites vegetales de alta calidad. Para lograrlo, es esencial adquirir conocimientos básicos sobre las propiedades y diferencias entre los distintos aceites vegetales que se utilizarán.

Los aceites vegetales portadores de primera presión en frío, también conocidos como vehiculares, desempeñan un papel fundamental al diluir los aceites esenciales, que son liposolubles y requieren ser diluidos para su aplicación en la piel. Una faceta fascinante y a veces poco conocida de los aceites vegetales es su afinidad fisiológica con nuestra piel, proporcionando sustancias excepcionales para la protección cutánea y la salud en general. Este aspecto adquiere especial relevancia durante la menopausia.

9.1. Características y clasificación de los aceites vegetales

Los aceites vegetales tienen una composición química predominante que comprende aproximadamente un 95 % de triglicéridos y un 5 % de ácidos grasos libres, excluyendo esteroles, ceras y otros componentes minoritarios.

Existen dos categorías principales de aceites vegetales:

1. Aceites saturados: estos aceites carecen de dobles enlaces en su cadena y tienden a solidificarse a temperatura ambiente. Se incluyen algunos ejemplos:
   - Lóricos: aceite de coco.
   - Palmíticos: aceite de palma.
   - Esteáricos: manteca de cacao.

2. Aceites insaturados: estos aceites contienen dobles enlaces en su cadena y se dividen en dos subcategorías:
   2.1. Aceites monoinsaturados: estos aceites tienen una cadena hidrocarbonada con un doble enlace. Se incluyen algunos ejemplos:
   - Oleicos: aceite de oliva, aceite de aguacate, aceite de argán, aceite de almendra, aceite de sésamo, etc.
   2.2. Aceites poliinsaturados: estos aceites tienen una cadena hidrocarbonada con más de un doble enlace. Se incluyen algunos ejemplos:
   - Linoleico (omega 6): aceite de cártamo, aceite de girasol, aceite de algodón, aceite de maíz, aceite de soja, etc.
   - Linoleico (omega 3): aceite de linaza, aceite de nueces, etc.

9.2. Aceites vegetales recomendados para aromaterapia y cuidado de la piel

Los aceites vegetales utilizados en tratamientos de aromaterapia y cuidado de la piel se dividen en dos categorías, cada una con propiedades únicas y beneficios específicos:

1. **Aceites portadores básicos**: son versátiles y se utilizan para masajear cualquier parte del cuerpo. En tratamientos de aromaterapia, su aplicación proporciona una lubricación óptima, permitiendo que las manos se deslicen suavemente y que la piel los absorba fácilmente. Algunos ejemplos de aceites portadores básicos incluyen: almendras dulces, árbol del *neem*, semilla de sésamo y semilla de uva.

2. **Aceites portadores nutritivos**: poseen unas propiedades únicas para nutrir la piel en profundidad, facilitando la regeneración celular. Complementan a los aceites portadores básicos, especialmente en el cuidado de las pieles secas. Además, son beneficiosos para el cutis, reparando los efectos del viento y el sol. Ayudan a sanar imperfecciones o cuperosis. Algunos ejemplos de aceites portadores nutritivos incluyen: aguacate, aloe vera, caléndula, jojoba, onagra y rosa mosqueta.

9.3 Consejos y precauciones generales

Cuando se eligen aceites vegetales como portadores, es esencial seguir ciertos consejos y precauciones para garantizar su calidad y efectividad:

1. **Origen y pureza**: asegúrate de que los aceites vegetales sean obtenidos mediante un proceso de prensado en frío y filtrados sin la incorporación de solventes. Deben ser completamente naturales, sin aditivos sintéticos, colorantes o impurezas.

2. **Evita aceites minerales**: no utilices aceites minerales, ya que son subproductos sintéticos del petróleo que crean una barrera protectora en la piel, obstruyendo la absorción y posiblemente interfiriendo con la acción de los aceites esenciales.

3. **Caducidad y almacenamiento**: para obtener los mejores resultados, conserva los aceites vegetales abiertos durante un máximo de seis meses. Almacénalos a una temperatura de aproximadamente diez grados centígrados en un lugar seco y oscuro. Algunos aceites pueden beneficiarse del almacenamiento en refrigeración, pero es importante verificar la idoneidad de cada aceite para evitar posibles solidificaciones. La precaución en la conservación contribuirá a mantener la integridad y eficacia de los aceites vegetales, asegurando así su óptimo rendimiento.

87

La fragancia de las flores revive las almas marchitas.
EMILY DICKINSON, poeta

PARTE IV

MENOPAUSIA EN ARMONÍA CON ACEITES ESENCIALES

10. Aceites esenciales recomendados para la menopausia

Ahora que hemos explorado las maravillas de los aceites esenciales y cómo pueden mejorar nuestro bienestar, en este capítulo profundizaremos en cómo pueden aliviar los síntomas de la perimenopausia, menopausia y postmenopausia.

Considero a los aceites esenciales como aliados que pueden anticiparse a nuestras necesidades, como si supieran lo que nuestra mente busca antes de que nosotras mismas lo percibamos. A menudo elegimos un aceite para tratar un síntoma específico, pero es la esencia del aceite la que revela lo que realmente necesitamos sanar en ese momento. Ésa es la verdadera magia de los aceites esenciales.

A continuación, te presentaré cinco aceites esenciales recomendados para cada uno de los síntomas relacionados con la menopausia. Podrás probar y elegir el que mejor se ajuste a tus preferencias y necesidades. Todos son fáciles de encontrar y tienen un precio asequible.

Puedes optar por usar un solo aceite esencial o combinar hasta un máximo de tres para crear una sinergia, ya sea para difundir en el ambiente o para aplicarlos en la piel. En este caso, recuerda diluirlos siempre en un aceite portador antes de su aplicación tópica.

Si necesitas repasar cómo hacerlo, consulta el apartado 8.3 del capítulo 8 sobre las diluciones básicas en aromaterapia.

Al final del libro, en el apartado de ANEXOS, encontrarás un ejemplo práctico para guiarte en la creación de tu propia sinergia de aceites esenciales.

¡Es el momento perfecto para descubrir cómo los aceites esenciales pueden ayudarte a alcanzar el equilibrio y el bienestar durante la menopausia!

10.1. Clasificación por sus propiedades

1. Baja autoestima

Aceites esenciales recomendados:
- Geranio de Egipto *(Pelargonium graveolens)*
- Bergamota *(Citrus bergamia)*
- Petitgrain bigarde *(Citrus aurantium ssp. hojas)*
- Patchouli *(Pogostemon patchuli)*
- Incienso *(Boswelia carteri)*

Uso aromático:
- Agrega tres/cuatro gotas a un difusor.
- Mezcla una gota del aceite esencial elegido con una gota de tu aceite vegetal favorito en las palmas de las manos. Frota las manos e inhala profundamente, enfocándote en tu respiración.

Uso tópico:
- Añade hasta un total de doce gotas de los aceites esenciales elegidos a un frasco *roll-on* de 10 ml, y completa

con un aceite portador. Vuelve a colocar la bola y la
tapa, y agita suavemente para combinar bien.
- Aplica la mezcla en el plexo solar, garganta y muñecas.

2. Control del peso

Aceites esenciales recomendados:
- Pomelo *(Citrus parodisi)*
- Menta piperita *(Mentha piperita)*
- Lemongras *(Cymbopogon flexuosus)*
- Jengibre *(Juniperus Zingiber officinalis)*
- Canela de Ceilán *(Cinnamomum zeylanicum)*

Uso aromático:
- Agrega dos/tres gotas a un difusor para disfrutar de
sus aromas.

Uso tópico:
- Añade hasta un total de doce gotas de los aceites esenciales elegidos a un frasco *roll-on* de 10 ml, y completa
con un aceite portador. Vuelve a colocar la bola y la
tapa, y agita suavemente para combinar bien.
- Aplica la mezcla en los puntos de palpación del pulso,
o directamente en el abdomen. Estos aceites pueden
ser un gran apoyo para mantener un equilibrio durante
la gestión del peso.

3. Depresión y cambios de humor

Aceites esenciales recomendados:
- Pomelo *(Citrus paradisi)*.
- Bergamota *(Citrus bergamia)*
- Petitgrain bigarde *(Citrus aurantium ssp hojas)*
- Geranio de Egipto *(Pelargonium graveolens)*.
- Incienso *(Boswelia carteri)*

Estos aceites pueden ser de un gran apoyo para mantener el equilibrio emocional durante periodos de depresión y cambios de humor.

Uso aromático:
- Agrega tres/cuatro gotas a un difusor para disfrutar de sus aromas.
- Mezcla una gota del aceite esencial elegido con una gota de tu aceite vegetal favorito en las palmas de las manos. Frota las manos e inhala profundamente, enfocándote en tu respiración.

Uso tópico:
- Añade hasta un total de doce gotas de los aceites esenciales elegidos a un frasco *roll-on* de 10 ml, y completa con un aceite portador. Vuelve a colocar la bola y la tapa, y agita suavemente para combinar bien
- Aplica la mezcla en la parte posterior del cuello, las sienes, detrás de las orejas y en las muñecas para ayudar a equilibrar emociones y cambios de humor.

4. Equilibrio hormonal y emocional

Aceites esenciales recomendados:
- Salvia esclarea (*Salvia sclarea)*
- Ylang-ylang *(Cananga odorata)*
- Geranio de Egipto *(Pelargonium graveolens)*
- Lavanda fina (*Lavandula angustifolia*)
- Romero (*Rosmarinus officinalis*)

Uso aromático:
- Agrega tres/cuatro gotas a un difusor para disfrutar de sus aromas.
- Mezcla una gota del aceite esencial elegido con una gota de tu aceite vegetal favorito en las palmas de las manos. Frota las manos e inhala profundamente, enfocándote en tu respiración.

Uso tópico:
- Añade hasta un total de doce gotas de los aceites esenciales elegidos a un frasco *roll-on* de 10 ml, y completa con un aceite portador. Vuelve a colocar la bola y la tapa, y agita suavemente para combinar bien.
- Aplica la mezcla sobre los ovarios y los puntos de palpación del pulso (detrás de las orejas, muñecas y tobillos) dos o tres veces al día para promover el equilibrio hormonal y emocional.

5. Estrés

Aceites esenciales recomendados:
- Bergamota *(Citrus bergamia)*
- Geranio de Egipto *(Pelargonium graveolens)*
- Salvia esclarea (*Salvia sclarea*)
- Lavanda fina (*Lavandula angustifolia*)
- Naranja dulce *(Citrus sinensis)*

Uso aromático:
- Agrega tres/cuatro gotas a un difusor para disfrutar de sus aromas.
- Mezcla una gota del aceite esencial elegido con una gota de tu aceite vegetal favorito en las palmas de las manos. Frota las manos e inhala profundamente, enfocándote en tu respiración.

Uso tópico:
- Añade hasta un total de doce gotas de los aceites esenciales elegidos a un frasco *roll-on* de 10 ml, y completa con un aceite portador. Vuelve a colocar la bola y la tapa, y agita suavemente para combinar bien.
- Aplica la mezcla en la parte posterior del cuello y en el abdomen (plexo solar).

6. Estimulación de la libido

Aceites esenciales recomendados:
- Ylang-ylang (*Cananga odorata*)

- Salvia esclarea (*Salvia sclarea)*
- Patchouli *(Pogostemon patchuli)*
- Geranio de Egipto *(Pelargonium graveolens)*
- Canela de Ceilán *(Cinnamomum zeylanicum.*

Uso aromático:

- Agrega tres/cuatro gotas a un difusor para disfrutar de sus aromas.
- Mezcla una gota del aceite esencial elegido con una gota de tu aceite vegetal favorito en las palmas de las manos. Frota las manos e inhala profundamente, enfocándote en tu respiración.

Uso tópico:

- Añade hasta un total de doce gotas de los aceites esenciales elegidos a un frasco *roll-on* de 10 ml, y completa con un aceite portador. Vuelve a colocar la bola y la tapa, y agita suavemente para combinar bien.
- Aplica en los puntos de palpación del pulso y sobre el corazón para potenciar la sensualidad. También puedes aplicarlo en la parte inferior de la espalda, realizando un suave masaje por todo el cuerpo. Estos aceites pueden ayudar a estimular la libido y fomentar la sensualidad cuando se usan de manera adecuada y consciente.

7. *Insomnio*

Aceites esenciales recomendados:

- Geranio de Egipto *(Pelargonium graveolens).*

- Petitgrain bigarde *(Citrus aurantium ssp. Hojas)*
- Ylang-ylang *(Cananga odorata)*
- Lavanda fina *(Lavandula angustifolia)*
- Naranja dulce *(Citrus sinensis)*

Uso aromático:

- Agrega tres/cuatro gotas a un difusor para disfrutar de sus aromas media hora antes de acostarte.
- Mezcla una gota del aceite esencial elegido con una gota de tu aceite vegetal favorito en las palmas de las manos. Frota las manos e inhala profundamente, enfocándote en tu respiración.

Uso tópico:

- Añade hasta un total de doce gotas de los aceites esenciales elegidos a un frasco *roll-on* de 10 ml, y completa con un aceite portador. Vuelve a colocar la bola y la tapa, y agita suavemente para combinar bien.
- Aplica la mezcla como un masaje de preparación al sueño frotándote la planta de los pies, las piernas, la espalda y en cualquier zona donde experimentes tensión antes de ir a dormir.

8. Memoria y concentración

Aceites esenciales recomendados:

- Lavanda fina *(Lavándula angustifolia)*
- Romero *(Rosmarinus officinalis)*
- Bergamota *(Citrus bergamia)*

- Incienso *(Boswelia carteri)*
- Menta piperita *(Mentha piperita)*

Uso aromático:
- Agrega dos/tres gotas a un difusor para disfrutar de los aromas.
- Mezcla una gota del aceite esencial elegido con una gota de tu aceite vegetal favorito en las palmas de las manos. Frota las manos e inhala profundamente, enfocándote en tu respiración.

Uso tópico:
- Añade hasta un total de doce gotas de los aceites esenciales elegidos a un frasco *roll-on* de 10 ml, y completa con un aceite portador. Vuelve a colocar la bola y la tapa, y agita suavemente para combinar bien.
- Aplica la mezcla directamente en las sienes y masajea suavemente al menos dos veces al día para mejorar la memoria y la concentración. También la puedes aplicar detrás de las orejas, en el cuello y sobre las muñecas.

Estos aceites esenciales pueden ser de gran ayuda para impulsar la memoria y la concentración cuando se utilizan con regularidad y de manera adecuada.

9. Osteoporosis

Aceites esenciales recomendados:
- Gaulteria *(Gaultheria procumbens)*

- Incienso *(Boswelia carteri)*
- Ciprés *(Cypressus sempervirens)*
- Romero *(Rosmarinus officinalis)*
- Menta piperita *(Mentha piperita)*

Uso aromático:
- Agrega tres/cuatro gotas a un difusor para disfrutar de sus aromas.
- Mezcla una gota del aceite esencial elegido con una gota de tu aceite vegetal favorito en las palmas de las manos. Frota las manos e inhala profundamente, enfocándote en tu respiración.

Uso tópico:
- Añade hasta un total de doce gotas de los aceites esenciales elegidos a un frasco *roll-on* de 10 ml, y completa con un aceite portador. Vuelve a colocar la bola y la tapa, y agita suavemente para combinar bien.
- Aplica la mezcla directamente sobre las áreas afectadas, masajeando suavemente en las zonas donde se necesite fortalecer los huesos o donde se sienta malestar.

10. Problemas genitourinarios

Aceites esenciales recomendados:
- Salvia esclarea *(Salvia sclarea)*
- Tomillo rojo *(Thymus vulgaris)*
- Cedro de Atlas *(Cedrus atlántica)*
- Niaouli *(Melaleuca virdiflora)*
- Geranio de *Egipto (Pelargonium graveolens)*

Uso tópico:
- Añade hasta un total de doce gotas de los aceites esenciales elegidos a un frasco *roll-on* de 10 ml, y completa con un aceite portador. Vuelve a colocar la bola y la tapa, y agita suavemente para combinar bien.
- Aplicar cuatro gotas de la mezcla en el bajo vientre, en la parte baja de la espalda. Dos/tres veces día, durante tres días.

11. Sofocos

Aceites esenciales recomendados:
- Salvia esclarea *(Salvia sclarea)*
- Ylang-ylang *(Cananga odorata)*
- Geranio de Egipto *(Pelargonium graveolens)*
- Lavanda fina (*Lavandula angustifolia*)
- Menta piperita *(Mentha piperita)*

Uso aromático:
- Agrega tres/cuatro gotas a un difusor para disfrutar de sus aromas.
- Mezcla una gota del aceite esencial elegido con una gota de tu aceite vegetal favorito en las palmas de las manos. Frota las manos e inhala profundamente, enfocándote en tu respiración.

Uso tópico:
- Añade hasta un total de doce gotas de los aceites esenciales elegidos a un frasco *roll-on* de 10 ml, y completa

con un aceite portador. Vuelve a colocar la bola y la tapa, y agita suavemente para combinar bien.

— Aplica la mezcla en el plexo cardíaco, plexo solar y zona de los ovarios.

— Utiliza mañana y noche durante veintiún días seguidos. Descansa una semana y vuelve a empezar otro ciclo de veintiún días.

12. *Sudores nocturnos*

Aceites esenciales recomendados:
— Geranio de Egipto *(Pelargonium graveolens)*
— Ylang-ylang *(Cananga odorata)*
— Lavanda fina *(Lavandula angustifolia)*
— Ciprés *(Cypressus sempervirens)*
— Lemongras *(Cymbopogon flexuosus)*

Uso aromático:
— Agrega tres/cuatro gotas a un difusor para disfrutar de sus aromas.
— Mezcla una gota del aceite esencial elegido con una gota de tu aceite vegetal favorito en las palmas de las manos. Frota las manos e inhala profundamente, enfocándote en tu respiración.

Uso tópico:
— Añade hasta un total de doce gotas de los aceites esenciales elegidos a un frasco *roll-on* de 10 ml, y completa con un aceite portador. Vuelve a colocar la bola y la tapa, y agita suavemente para combinar bien.

- Aplica la mezcla en el plexo cardíaco, plexo solar y zona de los ovarios.
- Utiliza mañana y noche durante veintiún días seguidos. Descansa una semana y vuelve a empezar otro ciclo de veintiún días.

11. Beneficios terapéuticos de los aceites esenciales

En este capítulo te presento los veinte aceites esenciales clave que te ayudarán a mejorar los síntomas de la menopausia. Cada aceite esencial incluye una ficha técnica con sus efectos físicos y psíquicos, así como consejos de seguridad. Estas fichas técnicas son prácticas y están diseñadas para que puedas consultarlas y utilizarlas fácilmente, convirtiéndose en una valiosa colección durante tu trayectoria en la aromaterapia.

Recuerda que a lo largo de este libro te he enseñado cómo preparar las sinergias. Si has seguido atentamente las instrucciones y consejos, ahora estás lista para convertirte en tu propia alquimista. Nadie mejor que tú, guiada por tu intuición, sabrá escoger el aceite esencial adecuado para cada momento y necesidad.

11.1. Mis veinte aceites esenciales preferidos para la menopausia

1. *Aceite esencial de bergamota (Citrus bergamia)*

La esencia de bergamota, con su aroma suave y cítrico, es una joya en el mundo de la aromaterapia, especialmente valiosa durante la menopausia. Este aceite esencial ofrece un equilibrio perfecto entre frescura y calidez, iluminando el espíritu y abriendo nuevas perspectivas.

La bergamota es también conocida por su capacidad para calmar y revitalizar tanto la mente como el cuerpo. Es un aliado poderoso para aliviar la fatiga mental, reducir la tensión y mitigar la ansiedad, creando un espacio de paz interior.

Durante la menopausia, este aceite esencial se convierte en un apoyo natural para afrontar la depresión, el estrés y los cambios de humor. Su influencia aporta una sensación renovada de bienestar y optimismo, ayudándote a transitar esta etapa con vitalidad, serenidad y equilibrio.

Características del aceite esencial

Órgano destilado:
- Corteza del fruto.

Composición química principal:
- Limoneno, acetato de linalilo, linalool y bergapteno.

Propiedades:
- Estimulante, energizante, refrescante.

Precauciones:
- Fotosensible: este aceite es fotosensible, por lo que se debe evitar la exposición a la luz solar directa o a los rayos UV al menos doce horas después de su aplicación (ver capítulo 8 apartado 8.4 Fotosensibilización y Fototoxicidad).

— Reducción de azúcar en sangre: puede reducir los niveles de azúcar en sangre, por lo que debe usarse con precaución en personas con diabetes.

Sus propiedades incluyen:
— Antidepresivo: ayuda a elevar el ánimo y reduce la sensación de tristeza y melancolía.
— Antiinflamatorio: alivia dolores musculares y articulares.
— Antiséptico: protege contra las infecciones bacterianas y virales.
— Carminativo: mejora la digestión, alivia el cólico y la flatulencia.
— Cicatrizante: favorece la regeneración de la piel.
— Desodorante: ayuda a neutralizar olores corporales y puede usarse como un desodorante natural.
— Reducción del estrés: alivia el estrés y la tensión emocional.
— Repelente de insectos: eficaz contra mosquitos y otros insectos, actuando como un repelente natural.
— Sedante: induce la calma y reduce la agitación.
— Tratamiento de obsesiones y falta de confianza: ayuda a controlar pensamientos obsesivos y aumenta la confianza en uno mismo.

2. Aceite esencial de hoja de canela de Ceilán (Cinnamomum zeylanicum)

El aceite esencial de hoja de canela de Ceilán, con su cautivador aroma cálido y especiado, se convierte en un compañero excepcional durante la menopausia. Este aceite exótico y profundamente femenino envuelve los sentidos en una sensación de confort y vitalidad.

Con su capacidad para fortalecer y revitalizar, es ideal para esos momentos en los que el cuerpo y la mente necesitan un impulso. La hoja de canela de Ceilán es particularmente útil para combatir la debilidad nerviosa, devolviendo la energía y la pasión por la vida, inspirando coraje y determinación.

Durante la menopausia, este aceite esencial puede ser un apoyo para reavivar el deseo sexual y aumentar la libido, especialmente en épocas frías o en situaciones de fatiga y falta de energía. Su calidez no solo reconforta, sino que también despierta una chispa interior, ayudándote a redescubrir esa fuerza interior que parecía dormida.

<u>Características del aceite esencial</u>

Órgano destilado:
- Hojas y ramas pequeñas.

Composición química principal:
- Eugenol, acetato de eugenol, benzoato de bencilo, linalol, cariofileno, cinamldehido.

Propiedades:
- Energizante, cálido, estimulante.

Precauciones:
- Dermocáustico: este aceite puede ser irritante para la piel, especialmente en personas con piel sensible. Se

recomienda realizar una prueba de tolerancia y diluirlo adecuadamente antes de su uso tópico (ver capítulo 8 apartado 8.6 consejos y precauciones generales).
— Contraindicado en casos de úlcera gastroduodenal.
— Evitar durante el embarazo, lactancia y en niños menores de seis años.

Sus propiedades incluyen:
— Afrodisíaco: estimula el deseo sexual, incrementando la libido, promoviendo una mayor satisfacción en las relaciones íntimas.
— Anticatarral: ayuda a aliviar los síntomas del resfriado común.
— Antidiarreico: eficaz en el tratamiento de la diarrea.
— Antiséptico: protege contra infecciones bacterianas y virales.
— Carminativo: mejora la digestión, alivia el cólico, la hinchazón y los gases intestinales.
— Cistitis: útil en el tratamiento de infecciones urinarias.
— Gripes, catarros y resfriados: alivia los síntomas y promueve la recuperación.
— Repelente de insectos: eficaz contra mosquitos y otros insectos, actuando como un repelente natural.
— Tónico: restablece el equilibrio y vigor del cuerpo.
— Tratamiento de candidiasis: ayuda a combatir infecciones por hongos.

3. *Aceite esencial de cedro de Atlas (Cedrus atlántica)*

El aceite esencial de cedro de Atlas, con su profundo y terroso aroma, es un poderoso aliado en momentos de introspección y renovación. Es conocido por su capacidad para reconectarnos con la madre tierra, ayudándonos a volver a nuestro centro y recuperar la estabilidad física y emocional.

Aporta luz a la meditación y facilita el regreso a nuestra parte espiritual cuando la vida nos ha puesto obstáculos en el camino. El cedro de Atlas genera una calma profunda y duradera. Además, este aceite esencial promueve la serenidad y nos impulsa a fijar objetivos claros, en la creencia de poder alcanzarlos con determinación y confianza.

Con una rica historia que se remonta a su uso en el Antiguo Egipto, el cedro de Atlas también es conocido por su capacidad para elevar la autoestima y potenciar una sensación de bienestar y vitalidad.

Durante la menopausia, este aceite esencial se convierte en un recurso valioso para aliviar síntomas genitourinarios gracias a su efecto antiinflamatorio. Su esencia ayuda a mantener el equilibrio y la armonía interior, brindándote el apoyo necesario para transitar esta etapa con serenidad y fuerza.

Características del aceite esencial

Órgano destilado:
— Madera.

Composición química principal:
— Cedreno, cedrol, thujopseno, atlantol y atlantone.

Propiedades:
— Estabilizante, equilibrante, revitalizante

Precauciones:
— Acción de los estrógenos: sus moléculas pueden mimetizar la acción de los estrógenos. Se debe evitar su uso durante el embarazo.
— No utilizar en caso de cáncer hormonal-dependiente, como el cáncer de ovario, mama y útero.

Sus propiedades incluyen:
— Anticatarral y expectorante: mejora los síntomas del resfriado común y facilita la expulsión de la mucosidad del sistema respiratorio.
— Antiinflamatorio y alivio de cistitis: acelera la recuperación de la infección que causa la cistitis, aliviando la irritación.
— Antiséptico: protege contra las infecciones bacterianas y virales.
— Cuidado de la piel (eczema y pieles maduras): ayuda a tratar afecciones cutáneas como el eczema y rejuvenece la piel envejecida.
— Diurético y reducción de celulitis: promueve la eliminación de líquidos retenidos y ayuda a reducir la celulitis.

- Estimulante circulatorio y alivio de piernas cansadas: mejora la circulación sanguínea y alivia la sensación de pesadez en las piernas, beneficiando también la apariencia de las varices.
- Regenerador de las células de la piel: favorece la cicatrización y regeneración celular, útil para suavizar y reparar la piel agrietada.
- Repelente de insectos: eficaz contra mosquitos y otros insectos, actuando como un repelente natural.
- Sedante: calma y reduce la tensión del sistema nervioso y promueve la relajación.
- Tónico capilar: fortalece el cabello y promueve su crecimiento.

4. Aceite esencial de ciprés (Cypressus sempervirens)

El aceite esencial de ciprés, con su aroma delicado y refrescante, ofrece una combinación única de beneficios físicos y emocionales. Este aceite, conocido por su capacidad para refrescar y disipar el malestar, es ideal para quienes buscan protección psíquica, fuerza interior y sabiduría en momentos de desafío.

El ciprés es un aliado poderoso en la meditación, especialmente útil durante el duelo, las transiciones difíciles y los cambios dolorosos. Su energía sutil ayuda a desbloquear y hacer fluir aquellas energías que han quedado estancadas, facilitando un proceso de sanación profunda y renovación interior.

Físicamente, el aceite esencial de ciprés es beneficioso para condiciones asociadas con la eliminación excesiva de líquidos, gracias a su acción astringente. Es especialmente útil en casos de hemorragias y también actúa de forma favorable sobre el aparato reproductor femenino, ayudando a mejorar trastornos menstruales.

Durante la menopausia, el ciprés se convierte en un valioso recurso para aliviar síntomas como sofocos y sudores nocturnos. Su esencia refrescante y equilibrante te acompaña en este viaje, proporcionando alivio y restaurando la armonía en cuerpo y mente.

<u>Características del aceite esencial</u>

Órgano destilado:
- Ramas y hojas.

Composición química principal:
- a–ineno, 3–careno, canfeno, a–termineol y sabinol.

Propiedades:
- Purificante, protector, revitalizante.

Precauciones:
- No utilizar en caso de cáncer hormonal–dependiente, como el cáncer de ovario, mama y útero.

Sus propiedades incluyen:
- Descongestivo venoso y circulación sanguínea: ayuda a descongestionar las venas, mejorar la circulación sanguínea y fortalece los vasos sanguíneos, esencial para la salud ósea. También mejora la apariencia y reduce la inflamación de las varices.
- Diurético: promueve la eliminación de líquidos retenidos.

- Dolor muscular: reduce el dolor y la inflamación muscular, siendo útil en casos de tensión muscular.
- Gripe: alivia síntomas como la congestión y la fiebre.
- Hemorragias: ayuda a detener el sangrado, tanto interno como externo.
- Hemorroides: ayuda a reducir la inflamación y el dolor asociado con las hemorroides.
- Hepático: estimula y favorece la función del hígado, contribuyendo a la desintoxicación del cuerpo.
- Piernas cansadas: reduce la sensación de pesadez y cansancio en las piernas, mejorando la circulación.
- Síndrome premenstrual: ayuda a aliviar los síntomas del síndrome premenstrual, como las reglas dolorosas o abundantes.
- Tos espasmódica: alivia la tos seca y persistente, especialmente en casos de tos espasmódica.

5. *Aceite esencial de gaulteria (Gaultheria procumbens)*

El aceite esencial de gaulteria, también conocido como *wintergreen*, es especialmente apreciado por sus propiedades antiinflamatorias y analgésicas. Con un aroma fresco y penetrante, este aceite esencial se destaca por su alto contenido de salicilato de metilo, un componente que actúa eficazmente en el alivio del dolor muscular y articular.

Además de su acción sobre el dolor, el aceite esencial de gaulteria mejora la circulación sanguínea, lo que lo convierte en un recurso valioso no solo para aliviar molestias, sino también para revitalizar el cuerpo. Es especialmente útil para atletas y cualquier persona que busque un alivio efectivo y natural para las tensiones musculares y articulares.

Durante la menopausia, cuando la salud ósea puede verse afectada, la gaulteria ofrece un apoyo especial. Se cree que su capacidad para reducir la inflamación en huesos y articulaciones puede ser beneficiosa en casos de osteoporosis, brindando un alivio natural y reconfortante.

<u>Características del aceite esencial</u>

Órgano destilado:
- Hojas.

Composición química principal:
- Salicilato de metilo, gaulterileno.

Propiedades:
- Estimulante, analgésico, antinflamatorio.

Precauciones:
- Embarazo: contraindicado durante el embarazo, debido a su contenido en salicilato de metilo, que es similar a la aspirina.
- Anticoagulantes: no usar en personas que toman anticoagulantes.
- Alergia a la aspirina: evitar en personas alérgicas al ácido acetilsalicílico. No ingerir.
- Dermocáustico: este aceite puede ser irritante para la piel, especialmente en personas con piel sensible. Se

recomienda realizar una prueba de tolerancia y diluirlo adecuadamente antes de su uso tópico (ver capítulo 8 apartado 8.6 Consejos y precauciones generales).

Sus propiedades incluyen:
- Analgésico: actúa como un potente analgésico natural, proporcionando alivio del dolor.
- Antibacteriano: combate infecciones bacterianas, ayudando a prevenir y tratar infecciones.
- Antiespasmódico: calma los espasmos y los calambres musculares.
- Antiinflamatorio: reduce la inflamación y el dolor en diversas afecciones como ciática, tendinitis y esguinces.
- Antirreumático: alivia el dolor y la inflamación asociados con enfermedades reumáticas, mejorando la movilidad.
- Artrosis: mejora los síntomas de la artrosis, ayudando a reducir el dolor y la rigidez de las articulaciones.
- Astringente: contrae y tensa los tejidos, siendo útil en el cuidado de la piel.
- Carminativo: mejora la digestión, alivia la hinchazón, el cólico y la flatulencia, lo que favorece el bienestar digestivo.
- Diurético: promueve la eliminación de líquidos retenidos.
- Lumbalgia y esguinces: efectivo en la reducción del dolor en la parte baja de la espalda (lumbalgia) y en el tratamiento de esguinces, ayudando a disminuir la inflamación y el dolor.

6. *Aceite esencial de geranio de Egipto (Pelargonium graveolens)*

El aceite esencial de geranio de Egipto, con su exquisito aroma que evoca el perfume de la rosa, es especialmente apreciado por su capacidad equilibradora. Simplemente al inhalarlo, se puede experimentar una profunda sensación de seguridad y confort, al tiempo que estabiliza y mejora tu estado de ánimo.

Este aceite esencial es eficaz para aliviar la ansiedad relacionada con la debilidad nerviosa, ayudando a disipar la tristeza y la irritabilidad. Su esencia enérgica y reconfortante devuelve fuerza y alegría a la vida, proporcionando un apoyo emocional crucial en momentos de desequilibrio.

Para las mujeres, el geranio de Egipto es un aliado insustituible, especialmente en el tratamiento del síndrome premenstrual y la menopausia. Con su poderosa capacidad para armonizar las emociones, también actúa a nivel hormonal, ayudando a restaurar el equilibrio interno.

Durante la menopausia, este aceite esencial es particularmente útil para aliviar síntomas como la disminución del deseo sexual y la libido. Su acción estabilizadora no solo aporta bienestar emocional, sino que también revitaliza la energía femenina, ayudando a afrontar cada día con renovada vitalidad y confianza.

Características del aceite esencial

Órgano destilado:
- Flores y hojas.

Composición química principal:
- Citronelol, formiato de citronelilo, geraniol, linalool, mentona.

Propiedades:
- Calmante, relajante, equilibrante.

Precauciones:
- Aunque no hay evidencia de que pueda causar efectos adversos específicos en cánceres hormono-dependientes, como el cáncer de mama, debe usarse con precaución.

Sus propiedades incluyen:
- Analgésico: alivia el dolor, proporcionando un efecto calmante.
- Antidepresivo y estabilizador emocional: ayuda a elevar el ánimo, reducir la sensación de tristeza y melancolía. Estabiliza las emociones, lo que lo hace útil para cambios de humor y síntomas relacionados con el estrés.
- Antiséptico: protege contra las infecciones bacterianas y virales.
- Cicatrizante y regenerador cutáneo: favorece la regeneración de la piel y promueve la renovación celular, siendo beneficioso para cicatrices y la salud general de la piel.
- Cuidado de la piel (antiacné y astringente): combate las impurezas de la piel, ayuda a reducir la apariencia

de los poros y es ideal para pieles maduras, con arrugas, estrías, patas de gallo, eczema y roturas capilares.

— Diurético suave: ayuda en la eliminación de líquidos retenidos, reduce la hinchazón y apoya el sistema linfático.

— Estrés: reduce los niveles de estrés y proporciona una sensación de calma y bienestar.

— Menorragia y salud femenina: ayuda a controlar el sangrado menstrual abundante y es beneficioso en los síntomas del síndrome premenstrual, premenopausia y menopausia.

— Repelente de insectos: mantiene alejados a los insectos, actuando como un repelente natural.

— Tónico: revitaliza y tonifica la piel, mejorando su apariencia general y promueve una piel más saludable y equilibrada.

7. *Aceite esencial de incienso (Boswellia carteri/thurifera)*

El aceite esencial de incienso, venerado por siglos por su aroma sagrado y reconfortante, es ideal para aquellos que buscan conectar con su ser interior y el mundo espiritual, proporcionando un estado de calma y serenidad perfecto para la meditación y la reflexión.

Este aceite esencial es especialmente beneficioso en momentos de ansiedad, insomnio y preocupación, ayudando a disipar las tensiones mentales y emocionales. Su esencia crea un espacio de paz, donde la mente y el corazón pueden encontrar descanso.

Además, el incienso es un valioso recurso para quienes se encuentran agotados por el cuidado de otros, especialmente el acompañamiento de personas en estado terminal o con enfermedades como el Alzheimer. Su capacidad para restaurar la energía y fortalecer el espíritu lo convierte en un aliado insustituible en estos momentos de demanda emocional intensa.

Durante la menopausia, el aceite esencial de incienso ofrece un apoyo crucial para aliviar síntomas como la depresión y la baja autoestima. Su poder equilibrante y reconfortante ayuda a recuperar la confianza y el bienestar interior, guiándote con suavidad a través de esta etapa de transformación.

<u>Características del aceite esencial</u>

Órgano destilado:
- Oleorresina.

Composición química principal:
- Transcariofileno, pineno, terpineno, mircema, limoneno.

Propiedades:
- Relajante, equilibrante, armonizador.

Precauciones:
- Utilizar con precaución si se está tomando anticoagulantes.

Sus propiedades incluyen:
- Alivio respiratorio (asma y bronquitis): ayuda a controlar los ataques asmáticos y alivia los síntomas de la bronquitis.

- Anticatarral: ayuda a combatir los resfriados y congestiones.
- Antidepresivo: mejora el estado de ánimo, ayudando a elevar la autoestima y eliminar la tristeza.
- Antiinflamatorio: reduce la inflamación, favoreciendo la salud de las articulaciones y los huesos.
- Antiséptico: protege contra las infecciones bacterianas y virales.
- Cuidados de la piel (acné y cicatrizante): trata las imperfecciones como el acné y ayuda a reducir la apariencia de cicatrices y estrías.
- Inmunoestimulador: fortalece el sistema inmunológico aumentando las defensas del cuerpo.
- Insomnio y apoyo en el duelo: facilita el sueño, especialmente en momentos de estrés o duelo.
- Relajación y bienestar: promueve la calma y la relajación, siendo ideal para la práctica de yoga y meditación.
- Trastornos del tracto genitourinario: ayuda en el tratamiento de problemas urinarios y genitales.

8. Aceite esencial de jengibre (Zingiber officinalis)

El aceite esencial de jengibre, con su efecto cálido y reconfortante, es un poderoso estimulante emocional y espiritual. Este aceite es ideal para quienes buscan descubrir su verdadera esencia, ayudando a elevar la autoestima y reforzar la confianza. Su energía vibrante y alentadora proporciona el impulso necesario para avanzar en la vida, siendo especialmente útil en meditaciones cuando el agotamiento nervioso nos debilita.

Conocido por sus múltiples beneficios terapéuticos, el aceite esencial de jengibre también es un potente estimulante arterial, revitalizando la piel apagada o cansada y devolviéndole su luminosidad natural. Además, su poderosa acción antiinflamatoria lo convierte en un remedio casero excepcional para aliviar el dolor, ofreciendo un alivio natural y efectivo.

Durante la menopausia, el aceite esencial de jengibre puede ser beneficioso para mejorar la fatiga y los cambios de energía, proporcionando un impulso estimulante que nos ayude a mantener la vitalidad.

<u>Características del aceite esencial</u>

Órgano destilado:
- Raíz.

Composición química principal:
- Zingibereno, sesquifellandreno, bisaabolene, farneseno, citronelol.

Propiedades:
- Cálido, estimulante, reconfortante.

Precauciones:
- No es tóxico ni irritante, pero puede ser fotosensible: evitar la exposición a la luz solar directa o a los rayos UV al menos doce horas después de su aplicación (ver capítulo 8 apartado 8.4 Fotosensibilización y Fototoxicidad).

Sus propiedades incluyen:

- Afrodisíaco: estimula el deseo sexual y la libido, promoviendo una mayor satisfacción en las relaciones íntimas.
- Analgésico: alivia el dolor.
- Antiespasmódico: reduce los espasmos musculares, proporcionando alivio en casos de calambres y tensión muscular.
- Antiinflamatorio: disminuye la inflamación.
- Antirreumático: ayuda en el tratamiento de reumatismos, aliviando el dolor y la rigidez.
- Antiséptico: protege contra las infecciones bacterianas y virales.
- Carminativo: mejora la digestión, alivia el cólico, flatulencias, diarreas y náuseas.
- Diurético: favorece la eliminación de líquidos retenidos y ayuda a reducir la hinchazón y la celulitis.
- Estimulante: aumenta la energía y vitalidad.
- Febrífugo y tónico: reduce la fiebre y favorece y revitaliza el cuerpo, mejorando la resistencia y el bienestar general.

9. Aceite esencial de lavanda fina (*Lavándula angustifolia*)

El aceite esencial de lavanda fina es otra de las joyas de la aromaterapia moderna, conocido por su fragancia envolvente que seduce y cautiva los sentidos. Con sus propiedades calmantes, la lavanda es el aliado perfecto para reducir la ansiedad y el estrés, mejorando notablemente la calidad del sueño y promoviendo un descanso profundo y reparador.

Su seguridad y tolerancia excepcionales, junto con su eficacia comprobada, han hecho del aceite esencial de lavanda un elemento indispensable en cualquier botiquín aromático. Este aceite no solo calma la mente, sino que también ofrece una amplia gama de beneficios terapéuticos que lo convierten en un recurso valioso para el bienestar general.

Durante la menopausia, el aceite esencial de lavanda es especialmente beneficioso para aliviar síntomas como sofocos, sudores nocturnos, insomnio y estrés. Su acción suave pero efectiva aporta armonía y tranquilidad, permitiéndote transitar esta etapa con mayor serenidad y equilibrio.

<u>Características del aceite esencial</u>

Órgano destilado:
- Flores.

Composición química principal:
- Linalool, acetato de linalilo, acetato de lavandulino, terpineol, borneol, lavanduol.

Propiedades:
- Armonizante, relajante, calmante.

Precauciones:
- No tiene contraindicaciones conocidas.

Sus propiedades incluyen:

- Analgésico: alivia dolores y molestias, incluyendo dolores musculares, dolores de cabeza y traumatismo.
- Antidepresivo: ayuda a elevar el ánimo y reduce la sensación de tristeza y melancolía.
- Antiinflamatorio: reduce la inflamación del cuerpo, siendo útil en el tratamiento de afecciones inflamatorias y en la recuperación de lesiones.
- Antiséptico y antiviral: promueve la cicatrización de cortes y quemaduras, y ayuda a combatir infecciones virales.
- Cuidado de la piel: beneficioso para problemas de la piel como eczema, psoriasis y cicatrices, ayudando a calmar y sanar la piel.
- Reducción del estrés: alivia el estrés y la tensión emocional, proporcionando una sensación de calma.
- Regulación hormonal: ayuda a equilibrar las hormonas, especialmente durante la adolescencia y en casos de síndrome premenstrual
- Repelente de mosquitos: útil para mantener alejados a los insectos, especialmente a los mosquitos, actuando como un repelente natural.
- Sedante: calma y reduce los nervios, la inquietud y la agitación, favoreciendo la relajación y el sueño.
- Síndrome menstrual: reduce el dolor menstrual y ayuda a regularizar la menstruación.

10. *Aceite esencial de lemongras (Cymbopogon flexuosus)*

El aceite esencial de *lemongrass,* conocido también como «hierba de limón», es muy utilizado para tratar afecciones de la piel relacionadas con el estrés y la ansiedad. Con su aroma fresco y cítrico, este aceite esencial no solo revitaliza los sentidos, sino que también actúa como un potente equilibrador emocional, ayudando a ver las situaciones con mayor claridad y estabilidad.

El *lemongrass* es un aliado eficaz para mejorar el estado de ánimo, siendo beneficioso en casos de depresión e insomnio, ofreciendo también un alivio natural para los dolores musculares y articulares. Su capacidad para restaurar el equilibrio interior lo convierte en una herramienta poderosa para quienes buscan armonizar cuerpo y mente.

Durante la menopausia, el aceite esencial de *lemongrass* es particularmente útil para aliviar síntomas como el control de peso y la eliminación de líquidos, apoyando el bienestar físico de manera integral. Su energía refrescante y equilibrante te ayuda a mantener el enfoque y la serenidad, permitiéndote amanecer cada día con claridad y confianza renovadas.

<u>Características del aceite esencial</u>

Órgano destilado:
  – Hojas frescas.

Composición química principal:
  – Citral, limoneno, mirceno, geraniol.

Propiedades:
- Refrescante, vigorizante, penetrante.

Precauciones:
- Dermocáustico: este aceite puede ser irritante para la piel, especialmente en personas con piel sensible. Se recomienda realizar una prueba de tolerancia y diluirlo adecuadamente antes de su uso tópico (ver capítulo 8 apartado 8.6 Consejos y precauciones generales).

Sus propiedades incluyen:
- Analgésico: alivia dolores y molestias, incluyendo dolores musculares, dolores de cabeza y traumatismo.
- Antibacteriano: combate infecciones bacterianas, ayudando a prevenir y tratar infecciones.
- Antiinflamatorio: reduce la inflamación y el dolor en diversas afecciones, como ciática, tendinitis y esguinces.
- Artrosis: alivia los síntomas de la artrosis, ayudando a reducir el dolor y la rigidez de las articulaciones.
- Calmante: promueve la calma y la relajación, ayudando a reducir la ansiedad y el estrés.
- Carminativo: mejora la digestión, alivia la hinchazón, el cólico y la flatulencia, lo que favorece el bienestar digestivo.
- Diurético: favorece la eliminación de líquidos retenidos, ayudando a reducir la hinchazón y la celulitis.
- Nervino: estimula y fortalece el sistema nervioso.
- Reafirmante: tonifica y reafirma la piel eliminando la flacidez y mejorando su apariencia.

   — Repelente de insectos: eficaz contra pulgas, garrapatas y piojos, actuando como un repelente natural.

11. *Aceite esencial de menta piperita (Mentha x piperita)*

El aceite esencial de menta piperita es eficaz para tratar las alteraciones digestivas y es un excelente complemento para los aceites de masaje. Su frescura y propiedades tonificantes lo hacen ideal para calmar picores causados por eczemas e irritaciones de la piel.

Este aceite, con su aroma vigorizante, estimula la creatividad y mejora la claridad mental, proporcionando una sensación de alerta y concentración. Es especialmente útil para aliviar mareos durante los viajes, mantener la vigilia al conducir y calmar dolores de cabeza, migrañas y tensiones cervicales. Además, su acción refrescante contribuye a reducir sentimientos de inferioridad e inseguridad, promoviendo una mayor confianza en una misma.

Durante la menopausia, el aceite esencial de menta piperita ofrece un alivio valioso para síntomas como sofocos y fatiga. Su efecto fresco y moderado ayuda a restaurar la sensación de bienestar proporcionando un respiro reconfortante en esta etapa de transición.

Características del aceite esencial

Órgano destilado:
   — Hojas y partes altas de la planta florida.

Composición química principal:
- Mentol, mentona, cineol, neomentol, isomentona, pineno, limoneno.

Propiedades:
- Estimulante, energizante, refrescante.

Precauciones:
- Usar con cautela si se está en tratamiento para la hipertensión.
- Embarazo: Aunque no está estrictamente contraindicado, debe usarse con precaución. La menta puede provocar contracciones uterinas en dosis altas, especialmente en el primer trimestre de embarazo.
- No recomendado en niños menores de seis años debido a su fuerte efecto y riesgo de irritación en las vías respiratorias.

Sus propiedades incluyen:
- Analgésico: alivia o reduce el dolor, incluyendo dolores musculares, de cabeza y de muelas.
- Antibacteriano y antifúngico: combate bacterias y hongos, ayudando a prevenir y tratar infecciones.
- Anticatarral y expectorante: ayuda a combatir los resfriados y reduce la producción de mucosidad, facilitando la expulsión de flemas del sistema respiratorio.
- Antiespasmódico: reduce los espasmos musculares, proporcionando alivio en casos de calambres y tensión.
- Antiinflamatorio: reduce la inflamación, alivia la sinusitis y otras inflamaciones.

- Antineurálgico: alivia o reduce los dolores de cabeza y el dolor de muelas.
- Antiviral: combate virus e inhibe su crecimiento, apoyando el sistema inmunológico.
- Carminativo: mejora la digestión, alivia el cólico y la flatulencia y puede ayudar a reducir el apetito causado por la ansiedad.
- Repelente de insectos: eficaz para mantener alejados los insectos, actuando como un repelente natural.
- Vasoconstrictor y hemorroides: alivia la inflamación y el dolor de las hemorroides. Muy útil para tratar las varices y aliviar la sensación de piernas cansadas.

12. *Aceite esencial de naranja dulce (Citrus sinensis)*

La esencia de naranja dulce tiene un aroma envolvente y dulce, es un recurso excelente para promover un sueño reparador y tranquilo. Este aceite esencial es conocido por sus propiedades calmantes que ayudan a aliviar la depresión, la ansiedad y la tristeza, proporcionando una sensación general de bienestar y confort.

El aceite esencial de naranja dulce no solo aporta alegría y felicidad, sino que también actúa como un liberador de emociones negativas, abordando compulsiones y pensamientos recurrentes que pueden afectar tu estado de ánimo. Su capacidad para revitalizar energías sutiles estancadas lo convierte en un aliado ideal para mejorar la vitalidad emocional y mental.

Especialmente beneficioso para personas mayores con depresión, ya que aporta un toque de alegría y reduce el temor a lo desconocido, aumentando la confianza en uno mismo y promoviendo un sentimiento de esperanza y optimismo.

Durante la menopausia, la esencia de naranja dulce ofrece un alivio valioso para el insomnio asociado con la depresión y el estrés, ayudando a restaurar un sueño reparador.

<u>Características del aceite esencial</u>

Órgano destilado:
- Corteza del fruto.

Composición química principal:
- Limoneno, acetato de linalilo, linalool y bergapteno.

Propiedades:
- Revitalizante, relajante, refrescante.

Precauciones:
- Fotosensible: este aceite es fotosensible, por lo que se debe evitar la exposición a la luz solar directa o a los rayos UV al menos doce horas después de su aplicación (ver capítulo 8 apartado 8.4 Fotosensibilización y Fototoxicidad).

Sus propiedades incluyen:
- Antidepresivo: eleva el estado de ánimo y combate la tristeza, promoviendo un sentimiento de bienestar.
- Antiestrés: contribuye a reducir los niveles de estrés, promoviendo una sensación general de calma y bienestar.
- Antioxidante: combate los radicales libres y protege las células del daño oxidativo.

- Apoyo en dependencias: ayuda a reducir la dependencia de tabaco, drogas y ciertos alimentos, facilitando el proceso de superación de adicciones.
- Carminativo: mejora la digestión, alivia el estreñimiento, la flatulencia y puede ayudar a reducir el apetito causado por la ansiedad.
- Complemento en dietas de adelgazamiento: puede ser útil como parte de un plan de adelgazamiento apoyando la reducción de peso.
- Estimulante del apetito: en situaciones de falta de apetito, puede estimular el deseo de comer de forma natural.
- Refrescante ambiental: mejora el ambiente y proporciona una fragancia alegre y revitalizante en espacios interiores.
- Sedante: calma los nervios, reduce la inquietud y la agitación, y ayuda a mejorar la calidad del sueño.
- Tónico general: fortalece y revitaliza el cuerpo, proporcionando una sensación de energía y vitalidad.

13. *Aceite esencial de niaouli (Melaleuca virdiflora)*

El aceite esencial de *niaouli*, con su aroma dulce, fresco y ligeramente alcanforado, es una excelente opción para tratar afecciones de la piel. Bien tolerado por la mayoría de las personas, este aceite es eficaz para cicatrizar heridas y aliviar dolores musculares.

Como potente estimulante, el aceite de *niaouli* ofrece múltiples beneficios para la salud. Utilizado en difusor, es ideal para momentos en los que se necesita concentración y claridad mental, favoreciendo una mayor agudeza mental y enfoque.

Durante la menopausia, el aceite esencial de *niaouli* puede ser útil para aliviar algunos síntomas relacionados con la piel, como sequedad y picazón. Sus propiedades regenerativas también pueden aportar a la piel, en esta etapa de cambio, una apariencia más saludable y equilibrada.

Características del aceite esencial

Órgano destilado:
– Hojas y ramas jóvenes.

Composición química principal:
– Cineol, terpineol, limoneno, citreno, terebeneteno.

Propiedades:
– Curativo, estimulante, refrescante.

Precauciones:
– No utilizar en caso de cáncer hormonal-dependiente, como el cáncer de ovario, mama y útero.
– No recomendado por la noche, ya que puede ser muy estimulante.

Sus propiedades incluyen:
– Analgésico y antiinflamatorio: alivia dolores musculares y articulares, reduciendo la inflamación y proporcionando alivio en caso de dolor.

- Antibacteriano: ayuda a tratar infecciones menores del sistema urinario.
- Antiespasmódico: alivia los espasmos y los calambres musculares, proporcionando alivio en casos de tensión muscular.
- Antiviral: ayuda a combatir infecciones virales y fortalece el sistema inmunológico.
- Astringente: ayuda a tonificar y equilibrar la piel, siendo ideal para pieles grasas y aliviando las alergias cutáneas.
- Cicatrizante y antifúngico: favorece la cicatrización de heridas y trata afecciones cutáneas, combatiendo hongos y ayudando a la recuperación de la piel.
- Descongestionante: alivia la congestión nasal y los problemas respiratorios.
- Hipotensor: contribuye a reducir la tensión arterial, ayudando a mantener niveles saludables de presión arterial.
- Refrescante ambiental: aporta una fragancia fresca y limpia al entorno, mejorando el ambiente y proporcionando sensación de frescura.
- Repelente de insectos: eficaz para mantener alejados a mosquitos y otros insectos, actuando como un repelente natural.

14. *Aceite esencial de patchouli (Pogostemon patchuli)*

El aceite esencial de *patchouli* se distingue por su aroma terroso y almizclado, evocador y sensual. Este perfume embriagador aporta una esencia exótica y profunda, ideal para la elaboración de inciensos y perfumes. Mezclado con aceites de notas cítricas y florales, puede evocar el aroma del almizcle, creando combinaciones olfativas únicas y evocadoras.

Reconocido por sus propiedades diuréticas, este aceite esencial es excelente para ayudar en la pérdida de peso y tonificar la piel, previniendo la flacidez y promoviendo un aspecto firme y saludable. También es muy beneficioso para el cuidado de la piel, tratando inflamaciones, dermatitis, rozaduras, eczema y otras dolencias cutáneas.

En el plano emocional, el aceite esencial de *patchouli* es conocido por su capacidad para relajar la mente y aclarar los pensamientos. Su naturaleza pacífica lo convierte en un recurso valioso incluso en situaciones de conflicto, ayudando a conectar con la tierra y ofreciendo propiedades sensuales que fomentan una mayor autoestima. Su uso es ideal para momentos de meditación y yoga.

Durante la menopausia, el aceite esencial de *patchouli* puede ser especialmente útil para tratar el estrés y la ansiedad asociados con esta etapa de cambio. También puede ayudar a mejorar la autoestima y promover una sensación de bienestar general, contribuyendo a una transición más armoniosa.

<u>Características del aceite esencial</u>

Órgano destilado:
- Hojas secas.

Composición química principal:
- Pachulenos, bulneseno, pogostol, alcohol de *patchouli*.

Propiedades:
- Relajante, sensual, tonificante.

Precauciones:
- No utilizar en caso de cáncer hormonal-dependiente, como el cáncer de ovario, mama y útero.

Sus propiedades incluyen:
- Afrodisíaco: estimula el deseo sexual y mejora la libido, promoviendo una mayor satisfacción en las relaciones íntimas.
- Antidepresivo: ayuda a elevar el ánimo y reduce la sensación de tristeza y melancolía, siendo útil también en el tratamiento de la depresión y el insomnio.
- Antiinflamatorio: alivia la inflamación en diversas áreas del cuerpo.
- Antiséptico: protege contra infecciones bacterianas y virales.
- Carminativo: mejora la digestión, alivia el estreñimiento y la flatulencia, y puede ayudar a reducir el apetito causado por la ansiedad.
- Cicatrizante: favorece la regeneración de la piel, ayudando en la curación de heridas y cicatrices.
- Cuidado de la piel: excelente para pieles maduras, cicatrices, varices y afecciones cutáneas como el acné, eczema, pie de atleta y talones agrietados. Favorece la regeneración y mejora la apariencia de la piel.

- Repelente de insectos: eficaz para mantener alejados a mosquitos y otros insectos, actuando como un repelente natural.
- Sedante: calma y reduce los nervios, la inquietud y la agitación, ayudando a promover una sensación de tranquilidad y relajación.
- Tónico general: fortalece y revitaliza el cuerpo, contribuyendo al bienestar general y al equilibrio emocional.

15. *Aceite esencial de petitgrain Bigarde (Citrus aurantium)*

El aceite esencial de petitgrain Bigarde, con su aroma floral fresco, es el complemento ideal para los meses cálidos de verano. No solo alivia el estrés y la depresión, sino que también ofrece propiedades antibacterianas que benefician tanto la piel como el cabello. Es especialmente útil para nutrir pieles mixtas o grasas y mejorar la transpiración excesiva, proporcionando un cuidado completo para la piel y el cuero cabelludo.

El aceite esencial de petitgrain ayuda a calmar emociones alteradas, ofreciendo tranquilidad, relajación y armonía cuando se utiliza de forma aromática. Su inhalación fomenta actitudes positivas frente a los desafíos y ayuda a superar confusiones para encontrar soluciones, mientras alivia sentimientos de soledad y promueve un estado de ánimo equilibrado.

Durante la menopausia, el aceite esencial de petitgrain puede ser de gran ayuda para mitigar síntomas como la depresión, la baja autoestima y el insomnio. Su capacidad para ofrecer calma y equilibrio emocional contribuye a una transición más suave y armoniosa, mejorando la calidad de vida y el bienestar general en esta etapa de cambio.

Características del aceite esencial

Órgano destilado:
- Hojas y ramitas.

Composición química principal:
- Acetato de linalilo, linalol, A-terpineol, geraniol, acetato de geranilo.

Propiedades:
- Revitalizante, equilibrante, sedante.

Precauciones:
- A pesar de pertenecer a la familia de los cítricos, no es fotosensible por extraerse por destilación al vapor de las hojas y ramitas, y no del fruto.

Sus propiedades incluyen:
- Antibacteriano y antiséptico: protege contra las infecciones bacterianas y virales.
- Antidepresivo: mejora el estado de ánimo y ayuda a reducir la ansiedad, las arritmias y las palpitaciones (sin patología).
- Antiespasmódico: alivia los espasmos y los calambres de los músculos lisos, proporcionando alivio en caso de tensión muscular.
- Antiviral: inhibe el crecimiento de los virus, apoyando al sistema inmunológico.

- Carminativo: mejora la digestión, alivia el estreñimiento y la flatulencia, y puede ayudar a reducir el apetito causado por la ansiedad.
- Cuidado de la piel y del cabello: beneficioso para el tratamiento de estrías, cicatrices, acné y caída del cabello.
- Equilibrante emocional: ayuda a estabilizar las emociones y a controlar el estrés, promoviendo una mayor estabilidad mental y emocional.
- Nervino: estimula y fortalece el sistema nervioso.
- Sedante: calma los nervios y reduce la inquietud y la agitación, y promueve la relajación y el descanso.
- Tónico: da vigor y fortalece al cuerpo, contribuyendo a una sensación general de bienestar y energía.

16. Aceite esencial de pomelo (Citrus paradisi)

La esencia de pomelo se caracteriza por su refrescante aroma cítrico, que aporta una sensación de vivacidad y energía. Resulta muy adecuada para el masaje de drenaje linfático, ya que ayuda a tratar la retención de líquidos y la celulitis.

El aceite esencial de pomelo es altamente recomendado para aliviar la depresión, la tensión nerviosa y el estrés, ofreciendo un apoyo emocional valioso y reconfortante. Su capacidad para tratar la piel grasa o congestionada lo convierte en un aliado eficaz para el cuidado de la piel.

Durante la menopausia, el aceite esencial de pomelo puede ser particularmente beneficioso para combatir la retención de líquidos y la sensación de hinchazón, además de ayudar a aliviar la fatiga y el estrés. Su aroma refrescante y sus propiedades vivificantes contribuyen a mejorar el estado de ánimo y a proporcionar una sensación de bienestar general, facilitando una transición más equilibrada y cómoda.

<u>Características del aceite esencial</u>

Órgano destilado:
— Corteza del fruto.

Composición química principal:
— Limoneno, mirceno, linalol.

Propiedades:
— Revitalizante, refrescante, vigorizante.

Precauciones:
— Fotosensible: se debe evitar la exposición a la luz solar directa o a los rayos UV al menos doce horas después de su aplicación (ver capítulo 8 apartado 8.4 Fotosensibilización y Fototoxicidad).

Sus propiedades incluyen:
— Antidepresivo: mejora el estado de ánimo y ayuda a reducir la ansiedad.
— Antiespasmódico: alivia los espasmos y los calambres de los músculos lisos, proporcionando alivio en caso de tensión muscular.
— Antiséptico: protege contra las infecciones bacterianas y virales.

- Antitóxico: ayuda a contrarrestar los venenos.
- Astringente: contrae y tensa los tejidos.
- Carminativo: mejora la digestión, alivia el estreñimiento y la flatulencia, y puede ayudar a reducir el apetito causado por la ansiedad.
- Diurético: favorece la eliminación de líquidos retenidos, ayudando a reducir la hinchazón y la celulitis.
- Estimulante: aumenta la energía y vitalidad, mejorando el estado de alerta y la actividad física.
- Hepático: estimula y favorece la función del hígado, ayudando a eliminar toxinas.
- Tónico general: fortalece y revitaliza el cuerpo, proporcionando una sensación de energía y vitalidad.

17. *Aceite esencial de romero (Rosmarinus officinalis)*

El aceite esencial de romero, con su aroma herbáceo y fresco, es reconocido por sus valiosas aplicaciones en el cuidado muscular, siendo un gran aliado en la prevención de la osteoporosis. Ha sido tradicionalmente utilizado en la forma de alcohol de romero para aliviar diversas debilidades del cuerpo y del alma. Estimula el coraje y fortalece las energías, ayudando a superar los desafíos.

El aceite esencial de romero también juega un papel importante en la meditación, manteniendo la mente clara y activa. Favorece la serenidad del pensamiento y la visión interna, ofreciendo una mayor claridad mental y apoyo en la introspección.

Durante la menopausia, el aceite esencial de romero puede ser especialmente beneficioso para combatir la fatiga y la debilidad que a menudo acompañan esta etapa. Su capacidad para estimular la circulación y apoyar la salud ósea puede ser de gran ayuda, así como su efecto vigorizante que contribuye a mantener el ánimo y la energía.

<u>Características del aceite esencial</u>

Órgano destilado:
- Hojas y brotes florales.

Composición química principal:
- Cineole, pineno, canfeno, limoneno, cimeno, verbenona, alcanfor.

Propiedades:
- Vivificante, refrescante, fortalecedor.

Precauciones:
- No recomendado para personas con presión arterial alta.
- No recomendado en personas epilépticas.
- Embarazo: contraindicado especialmente en el primer trimestre del embarazo, ya que puede tener efectos estimulantes sobre el útero y provocar contracciones.

Sus propiedades incluyen:
- Anticatarral y mucolítico: alivia o reduce la producción de mucosidad y ayuda a expulsarla facilitando la respiración.

- Antiespasmódico: reduce los espasmos y los calambres de los músculos lisos, proporcionando alivio en caso de tensión muscular.
- Antirreumático y analgésico: alivia o reduce los síntomas del reumatismo y el dolor muscular y articular.
- Antiséptico y bactericida: destruye y controla las bacterias patógenas, ayudando a prevenir y tratar infecciones.
- Carminativo y digestivo: mejora la digestión, alivia el cólico, la flatulencia y las digestiones pesadas.
- Cicatrizante: favorece la regeneración de la piel, ayudando en la curación de heridas y cicatrices.
- Diurético y hepático: incrementa la producción de orina y estimula la función del hígado, apoyando la eliminación de toxinas y la salud hepática.
- Estimulante cerebral: aumenta la claridad mental, la concentración y el enfoque, estimulando la función cognitiva.
- Hipertensor: aumenta la presión arterial.
- Tónico capilar y reconstituyente: fortalece el cabello y cuero cabelludo, revitaliza el cuerpo y mejora la vitalidad, proporcionando una sensación general de bienestar.

18. *Aceite esencial de salvia esclarea (Salvia sclarea)*

El aceite esencial de salvia esclarea, con su dulce aroma a nuez, es conocido por su capacidad para equilibrar los niveles de estrógenos en el cuerpo. Recomendado para aliviar menstruaciones dolorosas y tratar diversos síntomas asociados con desequilibrios menstruales, como hinchazón, calambres, cambios de humor y antojos de comida.

Además de sus beneficios hormonales, el aceite esencial de salvia esclarea genera una sensación de paz y claridad en momentos decisivos de la vida. Su capacidad para aliviar el estrés y la ansiedad, así como para reducir el insomnio, lo convierte en un recurso valioso para mejorar el bienestar emocional y físico. Su efecto eufórico y a la vez suave contribuye a elevar el estado de ánimo y combatir la tristeza, promoviendo una mayor serenidad y estabilidad emocional.

Durante la menopausia, el aceite esencial de salvia esclarea puede ser muy beneficioso. Su capacidad para reducir los niveles de cortisol ayuda a disminuir el estrés y la ansiedad, mientras que su efecto equilibrador hormonal puede aliviar síntomas comunes como el insomnio y los cambios de humor. Su uso durante esta etapa de transición puede contribuir a una experiencia más armoniosa y equilibrada.

<u>Características del aceite esencial</u>

Órgano destilado:
- Flor.

Composición química principal:
- Acetato de linalilo, linalool, cariofileno, germacreno, alcanfor.

Propiedades:
- Calmante, relajante, revitalizante.

Precauciones:
- Embarazo: contraindicado durante el embarazo debido a sus efectos potenciales sobre el útero y la posibilidad de inducir contracciones prematuras.
- No utilizar en caso de cáncer hormonal-dependiente, como el cáncer de ovario, mama y útero.

Sus propiedades incluyen:
- Afrodisíaco: estimula el deseo sexual y mejora la libido, promoviendo una mayor satisfacción en las relaciones íntimas.
- Antidepresivo y calmante: ayuda a elevar el ánimo, reduce la tristeza y la melancolía, y promueve la relajación, reduciendo la ansiedad, ayudando también en el tratamiento del insomnio.
- Antiespasmódico: alivia los espasmos y los calambres en los músculos lisos, proporcionando mejoría en caso de tensión muscular.
- Antiinflamatorio y analgésico: alivia dolores musculares y articulares, reduciendo la inflamación.
- Antiséptico: destruye y controla las bacterias patógenas, ayudando a prevenir infecciones.
- Carminativo: mejora la digestión, alivia el cólico, la flatulencia y el estreñimiento, contribuyendo al bienestar digestivo.
- Emenagogo y menstruación: promueve y regula la menstruación, aliviando los síntomas relacionados con la menstruación abundante (menorragia) y el síndrome premenstrual.

- Hipertensivo: reduce la tensión arterial, favoreciendo el equilibrio de la presión sanguínea.
- Nervino y sedante: actúa como tónico nervioso, estimulando y fortaleciendo el sistema nervioso, y también induce la calma, reduciendo la agitación y el estrés.
- Tónico y tratamiento de la menopausia: especialmente beneficioso para el útero, los riñones y el estómago, aliviando los síntomas relacionados con la menopausia y regulando el flujo menstrual.

19. *Aceite esencial de tomillo rojo (Thymus vulgaris)*

El aceite esencial de tomillo rojo, con su aroma fresco y herbáceo, es una de las plantas medicinales más antiguas y apreciadas. Es conocido por su capacidad para mejorar la concentración y es útil durante la convalecencia y en la prevención de infecciones, gracias a sus potentes propiedades antimicrobianas.

El aceite esencial de tomillo rojo ayuda a combatir sentimientos de abatimiento y limitaciones, proporcionando una sensación de calma y libertad. Es especialmente beneficioso para quienes tienden al letargo y la melancolía, ya que su efecto revitalizante contribuye a mejorar el ánimo y la energía general.

Durante la menopausia, el aceite esencial de tomillo rojo puede ofrecer apoyo adicional para mejorar el cansancio y la apatía emocional que a menudo acompañan esta etapa. Su capacidad para estimular la vitalidad y la claridad mental puede ser de gran ayuda para superar los desafíos emocionales y físicos asociados con la menopausia. Su uso puede promover una mayor energía y bienestar, contribuyendo a una experiencia más equilibrada y positiva durante esta transición.

<u>Características del aceite esencial</u>

Órgano destilado:
- Flores y hojas.

Composición química principal:
- Timol, cimeno, linalol, gamma-terpineno.

Propiedades:
- Restaurador, estimulante, vivificante.

Precauciones:
- Evitar durante el embarazo.
- No usar en bebés ni niños menores de seis años.
- Precaución en personas con tensión arterial alta.
- Dermocáustico: el aceite esencial de tomillo rojo (quimiotipo thymol) puede ser irritante para la piel, especialmente en personas con piel sensible. Se recomienda realizar una prueba de tolerancia y diluirlo adecuadamente antes de su uso tópico (ver capítulo 8 apartado 8.6 Consejos y precauciones generales).

Sus propiedades incluyen:
- Antidepresivo y nervino: ayuda a elevar el ánimo y reduce la tristeza, actuando como tónico nervioso que estimula y fortalece el sistema nervioso.

- Antiespasmódico: alivia los espasmos y calambres de los músculos lisos, ofreciendo confort en caso de tensión muscular.
- Antirreumático y analgésico: alivia y reduce los síntomas del reumatismo, produciendo alivio en dolores musculares y articulares.
- Antiséptico y tratamiento de infecciones: protege contra infecciones bacterianas y virales y es eficaz en el tratamiento de infecciones como cistitis, vulvitis, vaginitis y uretritis.
- Carminativo: mejora la digestión, alivia el cólico, la flatulencia y otros problemas digestivos.
- Cicatrizante: favorece la regeneración de la piel.
- Emenagogo y regulación menstrual: promueve y regula la menstruación, ayudando a aliviar problemas menstruales y síntomas relacionados.
- Expectorante: facilita la expulsión de la mucosidad del sistema respiratorio, ayudando a aliviar la tos y los problemas respiratorios.
- Hipertensor: aumenta la presión arterial.
- Parasiticida y vermífugo: mata parásitos y expulsa lombrices intestinales.

20. Aceite esencial de ylang-ylang (Cananga odorata)

El aceite esencial de ylang-ylang, con su aroma cálido y femenino, es conocido por su capacidad para superar el desengaño y la ofensa, aportando una profunda sensación de calma y relajación. Es altamente valorado por sus propiedades para aliviar la depresión y su potente efecto afrodisíaco.

El aceite esencial de ylang-ylang es particularmente útil para mujeres que experimentan su sexualidad como una obligación, facilitando la reconexión con su feminidad y elevando la autoestima. Su capacidad para generar una sensación de paz y facilitar la expresión de sentimientos reprimidos lo convierte en un recurso valioso en ambientes de alta competitividad o entre personas que enfrentan envidia y tensiones sociales.

Durante la menopausia, el aceite esencial de ylang-ylang puede ser especialmente beneficioso al mitigar la disminución del deseo sexual y la libido. Su efecto relajante y su capacidad para elevar el ánimo pueden contribuir a una experiencia más equilibrada y positiva durante esta etapa de transición.

Características del aceite esencial

Órgano destilado:
- Flor.

Composición química principal:
- Cariofileno, linalol, germacreno, acetato de bencilo.

Propiedades:
- Calmante, eufórico, erótico.

Precauciones:
- Aunque no se considera dermocáustico puede causar irritación en pieles sensibles si se usa en concentraciones altas.
- Es aconsejable utilizarlo en periodos cortos, ya que puede producir dolor de cabeza.

Sus propiedades incluyen:

- Afrodisíaco: estimula el deseo sexual y mejora la libido, favoreciendo una mayor satisfacción en las relaciones íntimas.
- Antidepresivo y reducción del estrés: ayuda a elevar el ánimo, combate la tristeza, la ansiedad y otros estados emocionales negativos, aliviando también el estrés y la tensión emocional.
- Antiséptico: destruye o controla las bacterias patógenas.
- Equilibrante emocional: ayuda a controlar emociones intensas como la ira y el miedo, promoviendo un equilibrio emocional.
- Eufórico: induce una sensación de felicidad y bienestar.
- Hipotensor: contribuye a reducir la tensión arterial, siendo útil en casos de hipertensión.
- Rejuvenecedor de la piel: promueve la regeneración celular y mejora la apariencia de la piel, siendo útil en cosmética para una piel más saludable.
- Sedante: calma y reduce los nervios, la inquietud y la agitación, promoviendo un estado de relajación.
- Tónico general: revitaliza y favorece el cuerpo, proporcionando un efecto tonificante general.
- Tratamiento del síndrome premenstrual y la menopausia: alivia los síntomas asociados con el síndrome premenstrual y la menopausia.

12. Cuidado integral: aromaterapia y salud de la piel

Como se explicó en el capítulo 9, los aceites vegetales se obtienen de semillas o frutos, aunque solo aquellos que provienen de plantas oleaginosas son adecuados para la producción industrial. En aromaterapia, es fundamental seleccionar aceites vegetales de alta calidad, preferiblemente extraídos por primera presión en frío.

12.1. Clasificación por sus propiedades

Los aceites vegetales para aromaterapia y cuidado de la piel se dividen en dos categorías principales, cada una con propiedades y beneficios específicos:

1. Aceites portadores básicos: son muy versátiles y se pueden usar para masajear cualquier parte del cuerpo. En aromaterapia, estos aceites proporcionan una lubricación óptima, permitiendo que las manos se deslicen suavemente y que la piel los absorba con facilidad.
Algunos ejemplos son:
   – Aceite de almendras dulces.
   – Aceite de semilla de uva.

2. Aceites portadores nutritivos: estos aceites tienen propiedades especiales que nutren la piel en profundidad y favorecen

la regeneración celular. Además de mejorar el aspecto de la piel, contribuyen a tu bienestar general, proporcionando alivio y confort, especialmente durante la menopausia.

Algunos ejemplos son:
- Aceite de aloe vera.
- Aceite de caléndula.
- Aceite de coco.
- Aceite de jojoba.
- Aceite de rosa mosqueta.

12.2. Mis siete aceites vegetales recomendados para la menopausia

1. *Aceite vegetal de almendras dulces (Prunus amygdalus dulcis)*

El aceite de almendras dulces se extrae de las almendras y es uno de los aceites portadores más apreciados en aromaterapia. Su textura suave y ligera lo convierte en una elección ideal para calmar la piel inflamada y aliviar la picazón causada por el eczema y la dermatitis. De color amarillo pálido y casi sin olor, este aceite es muy utilizado en masajes y tratamientos de belleza.

Rico en ácidos grasos esenciales, el aceite de almendras dulces promueve una piel saludable, mejora la circulación y fortalece el crecimiento del cabello, siendo especialmente beneficioso durante la menopausia, cuando la piel tiende a resecarse y perder elasticidad. Es compatible con cualquier aceite esencial y adecuado para todo tipo de piel, sus propiedades hidratantes, regeneradoras y antioxidantes ayudan a mantener la piel suave, elástica y saludable.

Además, es ideal para utilizar antes y después del embarazo, ayudando a prevenir y tratar las estrías, manteniendo la piel hidratada y flexible.

Características del aceite vegetal

Método de extracción:
- Prensado en frío.

Composición:
- Vitaminas A, E y B (B1, B2, B6)

Propiedades:
- Hidratantes y nutritivas.

Precauciones:
- Las personas con alergia a las almendras deben evitarlo.

Sus propiedades incluyen:
- Antiinflamatorio: ayuda a calmar la inflamación y el picor causado por el eczema, psoriasis, herpes o quemaduras.
- Cicatrizante: favorece la regeneración de la piel, acelerando la cicatrización de heridas y marcas.
- Emoliente: hidrata profundamente la piel, mejorando su elasticidad y suavidad, lo que es crucial durante la menopausia, cuando la piel tiende a volverse más seca.
- Antioxidante: contiene vitamina E, que protege la piel del daño oxidativo causado por los radicales libres, ayudando a mantener la piel joven y saludable.

— Calmante: tiene un efecto suave y calmante sobre la piel, ideal para reducir irritación y el enrojecimiento, comunes en pieles sensibles o maduras.

2. Aceite vegetal de aloe vera

El aceite de aloe vera es una planta carnosa, sin tallo, formada por hojas gruesas que contienen sacos especiales llenos de jugos curativos. Es bien conocido por su capacidad para sanar quemaduras solares, cicatrizar heridas, aliviar la psoriasis, combatir herpes (genital o labial) y hongos como el pie de atleta y la candidiasis vaginal. También es efectivo en la prevención de estrías durante el embarazo y para curar las dermatitis causadas por los pañales en los bebés.

El aceite de aloe vera se destaca por ser un potente antiséptico, antiinflamatorio y un efectivo inhibidor del dolor. Durante la menopausia, su uso es especialmente beneficioso, ya que alivia la piel irritada y sensible, que es común en esta etapa. Además, su capacidad para cicatrizar heridas y quemaduras, junto con sus propiedades hidratantes y antioxidantes, ayuda a mantener la piel fresca, suave y rejuvenecida. Esto lo convierte en un excelente protector y regenerador cutáneo, ayudando a la piel a conservar su vitalidad y elasticidad durante la menopausia.

Características del aceite vegetal

Método de extracción:
— Cortar y abrir las hojas.

Composición:
- Vitaminas: A, E, B12, minerales (sodio, potasio, magnesio, entre otros).

Propiedades:
- Refrescante y calmante.

Precauciones:
- Ninguna específica, pero se recomienda hacer una prueba de test en pieles sensibles.

Sus propiedades incluyen:
- Antiséptico: previene infecciones en la piel, actuando como una barrera protectora contra bacterias y microorganismos.
- Antinflamatorio: reduce la inflamación y alivia el dolor, siendo útil en el tratamiento de condiciones como la dermatitis y otras irritaciones cutáneas.
- Cicatrizante: ayuda a cicatrizar heridas y quemaduras, promoviendo una regeneración celular más rápida y eficaz.
- Estimulante: promueve el crecimiento de los tejidos y previene las arrugas prematuras, gracias a su contenido en antioxidantes y vitaminas que fortalecen la piel.
- Hidratante: hidrata profundamente la piel, restaurando su humedad natural y mejorando su elasticidad.

3. Aceite vegetal de coco virgen (Cocos nucifera)

El aceite de coco virgen es un aceite ligero y claro, que en su forma sólida es de color blanco y se solidifica a temperaturas inferiores a los 25 °C. Sin embargo, se derrite fácilmente con el calor de las manos, haciéndolo muy práctico para su uso. Tiene un aroma característico que no es el típico olor a coco, pero sigue siendo agradable y sutil. Es un excelente emoliente, ideal para pieles secas.

Muy popular en cosmética y aromaterapia, el aceite de coco virgen se combina perfectamente con otros aceites vegetales y esenciales. Sus propiedades tonificantes y suavizantes lo hacen ideal tanto para la piel como para el cabello. Es comúnmente utilizado como mascarilla capilar, dejando el cabello suave, brillante y fácil de peinar.

Durante el embarazo, el aceite de coco virgen es especialmente útil para prevenir la flacidez y las estrías, ayudando a mantener la piel firme y elástica.

En la menopausia, este aceite es una opción fantástica para el cuidado de la piel. Sus potentes propiedades hidratantes y suavizantes ayudan a mantener la piel flexible y saludable, mientras que su capacidad antioxidante proporciona una protección eficaz contra el envejecimiento prematuro, manteniendo la piel joven y radiante.

Características del aceite vegetal

Método de extracción:
   — Prensado en frío.

Composición:
- Vitamina E y K, ácido láurico (un componente de la leche materna).

Propiedades:
- Tonifica y suaviza.

Precauciones:
- Su alto contenido en grasas saturadas significa que debe consumirse con moderación para evitar el aumento de peso.

Sus propiedades incluyen:
- Analgésico: alivia el dolor en la piel, proporcionando un efecto calmante, muy beneficioso para afecciones como las quemaduras leves y la irritación.
- Antifúngico: eficaz en el tratamiento de infecciones por hongos, incluida la candidiasis vaginal, gracias a su alto contenido en ácido láurico.
- Antiinflamatorio: contiene ácido láurico, que ayuda a calmar inflamaciones cutáneas, reduciendo el enrojecimiento y la hinchazón.
- Antimicrobiano: ayuda a prevenir el acné y mejora infecciones cutáneas, protegiendo la piel contra bacterias y otros patógenos.
- Antioxidante: actúa como un antioxidante, ayudando a retrasar el envejecimiento de la piel y del organismo al neutralizar los radicales libres.

4. *Aceite vegetal de caléndula (Caléndula officinalis)*

El aceite de caléndula es un aceite portador rico y nutritivo, con un color marrón verdoso y un olor profundo y terroso. Es conocido por su capacidad para tratar una variedad de problemas cutáneos, como venas varicosas, venitas rotas, psoriasis y hematomas.

Este aceite es un aliado valioso en el tratamiento de afecciones de la piel como dermatitis, eczemas, psoriasis, acné, quemaduras, irritaciones alérgicas, picaduras de insectos y varicela. Sus propiedades regeneradoras lo convierten en una excelente opción para reparar la piel dañada y para tratar enfermedades inflamatorias de la piel.

Durante la menopausia, el aceite de caléndula es especialmente beneficioso. Ayuda a aliviar la piel seca, irritada y propensa a la inflamación, síntomas comunes en esta etapa de la vida. Además, proporciona un remedio natural para las venas varicosas y las venitas rojas, ayudando a mejorar la apariencia de la piel y atenuar las molestias. También es eficaz para calmar las rozaduras en personas postradas en cama, tratar heridas en niños y sanar quemaduras domésticas o solares.

Características del aceite vegetal

Método de extracción:
- Maceración de la flor en aceite de oliva virgen.

Composición:
- Generalmente rico en flavonoides y triterpenoides, aunque no especificado en detalle.

Propiedades:
- Calmante y emoliente.

Precauciones:
- No utilizar durante el embarazo, ya que puede estimular el útero. No aplicar en heridas abiertas que supuren.

Sus propiedades incluyen:
- Antihemorrágico: ayuda a detener pequeñas hemorragias, siendo útil para cortes y rasguños menores.
- Antiinflamatorio: reduce la inflamación en la piel, aliviando la dermatitis y otras irritaciones.
- Antiséptico: previene infecciones en la piel, manteniéndola protegida contra bacterias y microorganismos dañinos.
- Cicatrizante: favorece la cicatrización de heridas y cortes, promoviendo una rápida regeneración de los tejidos.
- Fungicida: eficaz contra infecciones por hongos, ayudando a tratar el pie de atleta y la candidiasis.

5. *Aceite vegetal de jojoba (Simmondsia chinensis)*

El aceite de jojoba, conocido como «oro líquido», se extrae de las semillas del arbusto de jojoba. Aunque se le llame aceite, en realidad es una cera líquida de color amarillo dorado, muy similar al sebo humano, lo que lo hace único entre los aceites vegetales. Esta similitud con la grasa natural de la piel lo convierte en un aliado excepcional para tratar problemas cutáneos, restaurando el equilibrio graso de la piel y facilitando el control de la producción sebácea. Por ello, es perfecto para pieles mixtas, grasas o con tendencia al acné.

El aceite de jojoba también es muy beneficioso para el cabello. Limpia el bulbo del folículo capilar, controla la grasa y la seborrea, y ayuda a prevenir la caída del cabello. Además, deja el cabello fácil de peinar, flexible, suave y brillante, proporcionando volumen, ligereza y un brillo saludable.

Durante la menopausia, el aceite de jojoba es especialmente valioso, ayudando a equilibrar tanto la piel como el cabello. Sus propiedades hidratantes y reguladoras del sebo son ideales para tratar la sequedad y los desequilibrios cutáneos y capilares comunes en esta etapa de la vida.

<u>Características del aceite vegetal</u>

Método de extracción:
— Prensado en frío.

Composición:
— Vitamina E.

Propiedades:
— Equilibra pieles secas y grasas.

Precauciones:
— Ninguna específica, pero se recomienda hacer una prueba de test en pieles sensibles

Sus propiedades incluyen:
- Antiinflamatorio: reduce la inflamación de la piel y el cuero cabelludo, aliviando la dermatitis y la psoriasis.
- Antirreumático: recomendado para problemas de artritis y reumatismo, ayudando a aliviar el dolor y la rigidez muscular.
- Emoliente: hidrata profundamente la piel, ayudando a mantenerla suave y elástica, lo cual es importante durante la menopausia, cuando la piel tiende a volverse más seca.

6. *Aceite vegetal rosa de mosqueta (Rosa species)*

El aceite vegetal de rosa mosqueta, de color rojizo dorado, es muy valorado por su capacidad para regenerar la piel, siendo eficaz en el tratamiento de cicatrices, estrías y arrugas. Es uno de los cosméticos naturales más reconocidos en el mundo de la aromaterapia médica y la cosmética natural. Rico en ácidos grasos esenciales y poliinsaturados, este aceite es un potente nutriente revitalizador de la piel.

El aceite de rosa mosqueta es ideal para prevenir la aparición de arrugas y estrías, especialmente útil durante el embarazo y en procesos de adelgazamiento rápido. Actúa como un regenerador de la piel, ayudando a curar y reducir cicatrices, ya sean antiguas o recientes, causadas por cirugías, quemaduras, accidentes o acné. Además, su uso regular ayuda a suavizar las manchas de la piel provocadas por el sol y la edad.

En la menopausia, el aceite de rosa mosqueta es especialmente beneficioso, ya que ayuda a mantener la piel suave, elástica y libre de manchas, cicatrices y arrugas. Su poder regenerador y nutritivo es ideal para contrarrestar los efectos del envejecimiento y conservar una piel saludable y luminosa durante esta etapa de la vida.

<u>Características del aceite vegetal</u>

Método de extracción:
- Presión en frío.

Composición:
- Omega 3, 6 y 9 vitaminas K, C y E.

Propiedades:
- Cicatrizante y antiestrías.

Precauciones:
- Ninguna específica, pero se recomienda hacer una prueba de test cutáneo en pieles sensibles.

Sus propiedades incluyen:
- Antiinflamatorio: reduce la inflamación y ayuda a la recuperación de la piel, siendo útil para calmar irritaciones y enrojecimiento.
- Cicatrizante: favorece la curación de cicatrices y heridas, proporcionando una piel más uniforme y saludable.
- Nutritivo: altamente nutritivo gracias a su contenido en ácidos grasos y vitaminas.

– Regenerador: ayuda a regenerar la piel, reduciendo manchas y signos de envejecimiento como arrugas y líneas de expresión.
– Antioxidante: protege la piel del daño oxidativo, contribuyendo a prevenir el envejecimiento prematuro y mejorando la textura y el tono de la piel.

7. *Aceite vegetal de semilla de uva (Vitis vinífera)*

Este aceite vegetal se extrae de las semillas de la uva y es muy valorado en aromaterapia, especialmente para masajes, debido a su rápida absorción, dejando la piel satinada y sin sensación grasa. Es una excelente alternativa al aceite de almendras dulces para personas alérgicas a los frutos secos, ya que comparte muchas de sus propiedades beneficiosas.

El aceite de semilla de uva ayuda a mantener la flexibilidad de la piel y es muy efectivo para prevenir las estrías, especialmente durante el embarazo. Es adecuado para todo tipo de cabello y particularmente beneficioso para el cuero cabelludo sensible. Sus potentes propiedades hidratantes lo hacen ideal para tratar puntas abiertas, cabello seco y quebradizo, así como para aliviar problemas de caspa, dermatitis seborreica y costra láctea en bebés.

Durante la menopausia, el aceite de semilla de uva es una opción maravillosa para el cuidado de la piel. Proporciona una hidratación profunda y ayuda a mantener la piel flexible, suave y libre de estrías, contribuyendo a una apariencia saludable y revitalizada.

<u>Características del aceite vegetal</u>

Método de extracción:
- Prensado en frío.

Composición:
- Vitamina E y ácido linoleico.

Propiedades:
- Hipoalergénico e hidratante.

Precauciones:
- Ninguna específica, pero se recomienda hacer una prueba de test en pieles sensibles.

Sus propiedades incluyen:
- Calmante: alivia problemas del cuero cabelludo como la caspa y la dermatitis seborreica, proporcionando confort y salud capilar.
- Hidratante: mantiene la piel y el cabello hidratados y saludables, mejorando su suavidad y elasticidad.
- Regenerador: mejora la condición del cabello, especialmente útil para tratar puntas abiertas, cabello seco y quebradizo.
- Suave y seguro: es hipoalergénico, lo que lo hace adecuado para personas con piel sensible o alergias, minimizando el riesgo de irritación.
- Antioxidante: protege la piel contra los radicales libres y ayuda a prevenir el envejecimiento prematuro.

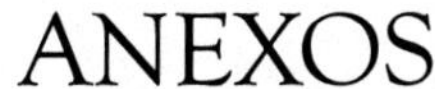

ANEXOS

Anexo A

Cómo preparar un *roll-on* de aceites esenciales

Instrucciones:

1. Selección de aceites esenciales:
   - Elige hasta un máximo de tres aceites esenciales diferentes.
   - Usa un máximo de doce gotas en total de todos los aceites esenciales seleccionados.
2. Preparación del *roll-on:*
   - Añade las gotas de los aceites esenciales elegidos en un frasco *roll-on* de 10 ml.
   - Rellena el frasco con un aceite vegetal para diluir los aceites esenciales. El aceite vegetal de jojoba es una excelente opción.
3. Registro de la mezcla:
   - Anota los aceites utilizados y las cantidades para futuras mezclas.
4. Disfruta de la sinergia:
   - No te preocupes en buscar una intención específica. Deja que tu intuición elija qué aceite esencial o sinergia utilizar, confiando en tu propio criterio y preferencia personal.
5. Ingredientes para un *roll-on* de 10 ml:
   - Aceite esencial de _______: _____ gotas

- Aceite esencial de _______: ____ gotas
- Aceite esencial de _______: ____ gotas
- Aceite vegetal de jojoba: 9 ml

6. Modo de empleo:
   - Agitar antes de usar: siempre agita bien el *roll-on* antes de cada uso para asegurar una mezcla homogénea.
   - Aplicación: usa el *roll-on* para aplicar la mezcla en las zonas deseadas.

Anexo B

Decálogo para el cuidado durante la menopausia:

1. Consulta a tu ginecóloga/o: mantener un seguimiento médico regular para abordar cualquier inquietud o necesidad específica.
2. Practica ejercicio moderado: la actividad física regular es esencial para mantenerte en forma y mejorar tu bienestar general.
3. Cuida tu suelo pélvico: fortalecer esta área puede ayudar a prevenir problemas de incontinencia y mejorar la salud sexual.
4. Controla tu alimentación: adoptar una dieta antiinflamatoria y saludable es esencial para controlar los sofocos, mantener tu peso y cuidar tu corazón.
5. Ingiere suficiente magnesio y vitamina D: estos nutrientes son importantes para tu salud ósea y general. Consulta con un profesional de la salud para suplementos.
6. Reduce el consumo de alcohol, café y tabaco: estos pueden agravar los síntomas de la menopausia, así que es recomendable reducir su consumo.
7. Mima tu piel: hidrátala diariamente para mantenerla saludable y radiante.
8. Descansa adecuadamente: evita las pantallas antes de acostarte para asegurar un buen descanso nocturno.

9. Establece límites en tus relaciones: rodéate de «personas vitamina» que te aporten positividad y aleja a aquellas que no suman.
10. Practica el autocuidado: quiérete mucho y dedica tiempo a cuidar de ti misma física y emocionalmente.

Bibliografía

- Baudoux, Dominique. (2011). *Guía práctica de Aromaterapia familiar y científica*. Editorial Inspir.
- Bolen, Jean Shinoda. (2011). *Las diosas de la mujer madura*. Editorial Kairós.
- Buckle, Jane. (2015). *Aromatherapy Essential Oils in Healthcare*. Editorial Elsevier.
- Castellanos, Nazareth. (2022). *Neurociencia del Cuerpo*. Editorial Kairós.
- Conrad, Pam. (2019). *Women's Health Aromatherapy*. Editorial Routledge.
- Farrer-Halls, Gill. (2013). *La biblia de la Aromaterapia*. Ediciones Gaia.
- Festy, Danièle. (2016). *Mi biblia de los aceites esenciales*. Editorial Medici.
- Jones, Elizabeth Anne. (2012). *Aromaterapia; despertando las fragancias curativas*. Editorial Antroposófica.
- Kaibeck, Julien. (2014). *Cosmética Slow Cosmétique*. Editorial Edaf.
- Lawless, Julia. (1997). *Aceites esenciales para aromaterapia*. Editorial Susaeta.
- Powell, Suzanne. (2013). *Atrévete a ser tu Maestro*. Editorial Sirio.
- Tisserand, Robert. (2016). *El arte de la Aromaterapia*. Editorial Paidós.

Agradecimientos

Este libro ha sido posible gracias al apoyo y colaboración de muchas personas, a quienes quiero expresar mi más profundo agradecimiento:

A mi familia, por su amor incondicional, por aceptarme tal como soy y por su respaldo durante todo este largo proceso de escritura.

A mi hija Lorena, que no solo ha tenido la infinita paciencia de ser mi lectora cero, sino que también me ha acompañado y dado soporte en muchos de mis talleres. Su ayuda y presencia han sido fundamentales para mí.

A la Dra. Pilar Senpau, por su humanidad y gran profesionalidad.

A Belén y Pilar, que desde el primer momento captaron mi esencia y se ofrecieron a diseñar una cubierta y contracubierta que reflejan perfectamente el espíritu de este libro.

A Annabel, por su confianza en este proyecto.

A Gloria, por creer en mí y estar siempre a mi lado.

A mis amigas, cuyo ánimo constante me ha impulsado en cada etapa de este proyecto. No las nombro una a una porque no quisiera olvidar a ninguna, pero cada una de ellas sabe lo importante que ha sido para mí su presencia.

A todas las mujeres lectoras y usuarias de aromaterapia, que de una u otra forma han influido en mi vida y en mi trabajo como aromaterapeuta. Su apoyo y sus enseñanzas han sido invaluables.

A mis mentores, formadores e inspiradores, por compartir su sabiduría y guiarme en este camino.

A todas las personas que han confiado en mí, asistido a mis talleres y cursos, por creer en mi trabajo y permitirme compartir mi pasión por la aromaterapia.

Especialmente a Carlos y María José, mis editores, por confiar en mí y por su invalorable dedicación, a este, mi primer proyecto.

¡Gracias, gracias, gracias!